Sexualidade

Sexualidade

Fátima Duarte

Conversando
com a
Dra. Fátima

lura

Copyright © 2024 por Lura Editorial.
Todos os direitos reservados.

Gerente Editorial
Roger Conovalov

Coordenação Editorial
Stéfano Stella

Diagramação
Manoela Dourado

Capa
Allora Artes

Revisão
Izabela Joana Souza / Stéfano Stella

Todos os direitos reservados. Impresso no Brasil.
Nenhuma parte deste livro pode ser utilizada, reproduzida ou armazenada em qualquer forma ou meio, seja mecânico ou eletrônico, fotocópia, gravação etc., sem a permissão por escrito da editora.

DADOS INTERNACIONAIS DE CATALOGAÇÃO NA PUBLICAÇÃO (CIP)
(Câmara Brasileira do Livro, SP, Brasil)

D812s
    Duarte, Fátima
    Sexualidade: conversando com a Dra. Fátima / Fátima Duarte. -- 1. ed.
    -- São Caetano do Sul, SP : Lura Editorial, 2024.

    136 p.; 14 x 21 cm

    ISBN 978-65-5478-158-9

    1. Autoajuda. I. Duarte, Fátima. II. Título.

                                  CDD: 158.1

Índice para catálogo sistemático
I. Autoajuda
Bibliotecária Janaina Ramos - CRB-8/9166

[2024]
Lura Editorial
Alameda Terracota, 215, sala 905, Cerâmica
09531-190 – São Caetano do Sul – SP – Brasil
www.luraeditorial.com.br

DEDICATÓRIA

Ao Luís Ernesto e à Helena, meus filhos, sempre.

Às mulheres que eu atendo e converso, fonte inesgotável de conhecimento e troca de sabedoria.

Às pessoas que amo e que com afeto e paixão formataram a mulher que hoje sou.

SUMÁRIO

Introdução 10

SAÚDE
Fonte de vida e de prazer, o seu corpo merece cuidado e carinho.

3 cuidados que você precisa ter para manter sua saúde íntima 16

Desvendando mitos: saúde íntima da mulher 16

3 coisas curiosas que sua vagina pode fazer (e que são perfeitamente normais!) 18

Desvendando mitos: útero retrovertido e dificuldade para engravidar 19

Os 3 tipos de leite materno 20

Desvendando mitos: sexo na gravidez 21

Descubra o timing perfeito para fazer o teste de gravidez pós-relação 23

Desvendando mitos: vamos nos conhecer? 23

5 sinais de que você está ovulando 25

Desvendando mitos: leite materno 26

4 sintomas de endometriose 28

Desvendando mitos: o que é saudável e o que não é na menstruação 28

10 sinais do climatério 29

Desvendando mitos: que tal experimentar uma coisa nova? 30

5 sinais de que você precisa consultar o seu ginecologista 33

Desvendando mitos: posso engravidar se houver sêmen no vaso sanitário? 33

3 sinais de DIU mal posicionado 34

Desvendando mitos: o fenômeno Árias Stella 35

2 formas diferentes de contar o primeiro dia de menstruação 36

Desvendando mitos: hímen complacente e parto normal 37

Desvendando mitos: é possível contrair IST numa relação
com pessoa virgem? 40

5 sintomas de candidíase e 1 solução 41

Desvendando mitos: o que é o fundo do saco de Douglas? 42

5 cuidados que você deve ter com o uso do OB 43

Desvendando mitos: como engravidar de menina ou menino 44

O que pode deixar a sua vagina escurecida 46

Desvendando mitos: contracepção pelo método do muco cervical 47

Como eliminar 5 desconfortos comuns na gravidez 48

Desvendando mitos: síndrome do ovário policístico e fertilidade 49

Principais dores na menstruação 50

Desvendando mitos: o laser íntimo dói? 50

A idade para começar a fazer o Papanicolau 52

Desvendando mitos: sobre a menstruação 52

Desvendando mitos: até que idade a mulher pode ter filhos saudáveis? 55

5 formas pelas quais o estresse pode impactar a saúde de sua vagina 56

Desvendando mitos: sexo na gravidez 57

6 motivos para você usar o coletor menstrual 58

Desvendando mitos: a vagina depois do parto 59

6 sinais indicativos de endometriose 60

Desvendando mitos: tratar candidíase com iogurte 61

4 fatores de infertilidade feminina 63

Desvendando mitos: o anticoncepcional aumenta os riscos de
câncer de mama? 64

3 preparativos para quem está planejando engravidar 66

Desvendando mitos: um dedo parece inofensivo, mas não é! 67

4 lembretes para a consulta ginecológica 68

Desvendando mitos: a adenomiose 68

3 dicas para mães de primeira viagem 70

Desvendando mitos: sigilo médico em abortamentos 70

4 dicas para cuidar das calcinhas 72
Desvendando mitos: testosterona 73
Alimentos que pioram a TPM 74
Desvendando mitos: prevenção ao HIV 75
8 dicas para cuidar da vulva no frio 77

SEXUALIDADE
Viva o desejo e o prazer com liberdade, respeito mútuo e leveza

5 curiosidades que você precisa saber sobre o clitóris 80
Desvendando mitos: preconceitos que envolvem sexo...................80
6 benefícios do sexo para a saúde: 82
Desvendando mitos: o prazer feminino 82
4 reações comuns ao orgasmo 84
Desvendando mitos: a perda da virgindade................................... 85
5 mentiras que os filmes pornô contam 86
Desvendando mitos: será que transar com a bexiga cheia
proporciona mais prazer? 88
5 dicas para ter as melhores preliminares da sua vida 89
Desvendando mitos: squirting.. 90
4 coisas para você saber sobre o pênis 91
Desvendando mitos: em longo prazo, tadalafila e outras substâncias
deixam o cara broxa?... 92
3 erros comuns e que devem ser evitados no sexo anal..................94
Desvendando mitos: é verdade que a masturbação pode
desenvolver câncer? 95
3 dicas para melhorar o sexo anal 96
Desvendando mitos: é possível se excitar com alguns aparelhos
na academia? 96
Conheça o sexo tântrico 98
Desvendando mitos: o homem pode ter orgasmo sem ejacular? 98
10 curiosidades sobre sexo que talvez você não saiba 100
Desvendando mitos: o ponto G existe mesmo? 101

10 coisas que podem reduzir a libido 102
Desvendando mitos: a dispareunia 103
5 posições estimulantes para a mulher 104
Desvendando mitos: é verdade que vibrador pode viciar? 105
5 fatos que você precisa saber sobre sexo na menstruação 106
Desvendando mitos: tamanho é documento? 108
4 posições para um sexo oral sem dor no pescoço 109
Desvendando mitos: o anticoncepcional tirou a minha libido 110
5 dicas para aumentar a libido 111
Desvendando mitos: masturbar demais pode deixar os lábios caídos? 112
As 5 linguagens do amor 113
Desvendando mitos: mulher pode broxar? 113
O poder da autoestima na vida sexual 115
5 perguntas para apimentar a sua relação 115
Dicas para o sexo no banho 116
Desvendando mitos: lábios grandes atrapalham a relação? 117
4 coisas que você não deve fazer no sexo 119
Desvendando mitos: o orgasmo feminino 119
O que pode e o que não pode usar para se masturbar 121
Desvendando mitos: o desejo sexual da mulher 122
6 conselhos para a sua primeira vez 124
Desvendando mitos: homem tem ponto G? 125
5 frases capazes de broxar toda mulher 126
Desvendando mitos: proteção no sexo lésbico 127
5 sinais de que você está chegando lá 128
Desvendando mitos: sexo oral não é preliminar 128
5 erros no sexo 129
Desvendando mitos: tem problema fazer sexo anal com frequência? 130
3 formas de falar (sem magoar) que você ainda não gozou 131
Desvendando mitos: o pompoarismo 133
4 coisas que você NÃO deve fazer com a camisinha 134
Desvendando mitos: sexualidade da mulher com deficiência 135

Introdução

Expandir horizontes, cruzar fronteiras, estabelecer laços: para Maria de Fátima Duarte exercer a medicina vai muito além do diagnóstico de doenças e prescrição de medicamentos. A ginecologista Fátima Duarte tem se empenhado na promoção da saúde integral, que nasce da conquista de direitos, do conhecimento libertador, da autonomia e da criação de vínculos. Muito antes que o termo "empoderamento feminino" chegasse aos meios de comunicação, a doutora Fátima vinha militando na luta pela igualdade e pelos direitos das mulheres.

Sua forma de ver e exercer a medicina tem gerado frutos e trazido reconhecimento. Fátima Duarte foi criadora do projeto Sábado sem Barreiras, primeiro ambulatório brasileiro especializado em saúde ginecológica de mulheres com deficiência, iniciativa que resultou na criação da lei nº 17.589, de 2 de agosto de 2021, garantindo a oferta de serviço específico de atendimento de mulheres com deficiência na rede pública municipal de saúde. Antes dessa lei e do serviço pioneiro criado pela dra. Fátima, mulheres deficientes enfrentavam inúmeros obstáculos para realizar uma simples consulta ginecológica. No serviço Sábado sem Barreiras, a médica atendeu mulheres que tiveram sua primeira consulta ginecológica após os 40 anos de idade!

Por sua trajetória pessoal e profissional, no dia 14 de dezembro de 2023, a Câmara Municipal de São Paulo homenageou a médica com o Título de Cidadã Paulistana.

A cerimônia de entrega do título contou com a presença de inúmeros admiradores, familiares e pacientes, que se tornaram amigos.

A médica, nascida em Paraguaçu Paulista, interior de São Paulo, ficou profundamente emocionada pelo reconhecimento da cidade que adotou como sua ainda na juventude. Veio estudar Medicina. Nos tempos de faculdade, na Medicina do ABC, já militava em movimentos estudantis. Formada, fez residência médica no Hospital das Clínicas da Faculdade de Medicina da Universidade de São Paulo, onde atuou como professora assistente da disciplina de Ginecologia e Obstetrícia e da disciplina de Medicina Preventiva.

A ação profissional caminhou lado a lado com a atuação cidadã desde sempre. Na década de 70, Fátima Duarte participou do Comitê Brasileiro pela Anistia, acolhendo militantes políticas clandestinas e exiladas. Prestava atendimento clínico, cirurgias ginecológicas e partos em mulheres brasileiras, argentinas, chilenas e uruguaias, vítimas do período da ditadura.

Já no período democrático, integrou a Diretoria do Sindicato dos Médicos de São Paulo e a Comissão Interdisciplinar de Saúde do Trabalhador no Conselho Nacional de Saúde (CNS), órgão vinculado ao Ministério da Saúde.

Com o propósito de levar conhecimento às mulheres, Fátima Duarte também tem contribuído com inúmeros meios de comunicação. Já apresentou o programa de TV

"Junta Médica", na Rede Gazeta e Rede Mulher de Televisão, escreveu livros de divulgação científica, como o "Gravidez – Mitos e Verdades" (Editora Contexto), tem realizado palestras em diversas cidades do estado de São Paulo e é ativa nas redes sociais.

Como ginecologista, obstetra e sexóloga, a doutora Fátima continua lutando contra barreiras como o preconceito e a ignorância. E ela sabe que tem grandes desafios pela frente. Um levantamento divulgado em setembro de 2023, conduzido pela consultoria Think Eva a pedido da empresa Boticário, revelou dados alarmantes: 22% das mulheres admitem ter pouco conhecimento sobre o próprio corpo, 32% não sabem o que são zonas erógenas e 79% afirmam que já fingiram orgasmo. Seis em cada dez entrevistadas não dedicam tempo suficiente para se dedicar ao próprio prazer.

"Desde pequena a menina é desestimulada a conhecer o seu próprio corpo. Se ela se toca, logo vai ouvir um 'tira a mão daí!'. É uma construção social", diz a doutora em um de seus podcasts. Mas o prazer não pode ser delegado, não pode ser terceirizado, adverte Fátima. As mulheres precisam conhecer o seu próprio corpo, saber o que lhes dá prazer, e como viver de forma saudável e plena sua sexualidade.

É com este propósito que este livro foi concebido, buscando ampliar o alcance das orientações levadas pela dra. Fátima Duarte em suas palestras e redes sociais. Mais uma vez rompendo barreiras, construindo pontes.

São palavras que buscam despertar o autocuidado de mulheres – que, historicamente, dedicam-se ao cuidado do outro.

Apenas para organizar o conteúdo e facilitar a compreensão, o livro está dividido em dois setores: Saúde – o cuidado amoroso do próprio corpo, e Sexualidade – a vivência do amor por meio do corpo. São três tipos de textos curtos, como os que a doutora Fátima publica em suas redes sociais, dicas nascidas de sua vivência como médica e mulher.

Pense neste livro como um momento de encontro – com a médica experiente e consigo mesma. Como as rodas de conversa que iniciavam o atendimento do projeto Sábado sem Barreiras, convidamos você para uma conversa entre mulheres, quem sabe acompanhada de um chá, uma taça de vinho e um cafezinho num momento de descanso no sofá. Então, vamos lá: conversa boa, saúde e paixão.

SEJA BEM-VINDA!

FONTE DE VIDA E DE PRAZER, O SEU CORPO MERECE CUIDADO E CARINHO

3 CUIDADOS QUE VOCÊ PRECISA TER PARA MANTER SUA SAÚDE ÍNTIMA

- **Faça xixi antes e depois do sexo**
  Manter a bexiga cheia durante o sexo pode fazer com que se acumulem bactérias na região da bexiga. Faça xixi antes! E quando fazemos xixi após o sexo, limpamos o canal da uretra, onde se acumulam micro-organismos durante a relação.

- **Escolha bem o seu tipo de calcinha**
  Tecidos grossos e modelos pequenos abafam a região. O ideal para o dia a dia é o tecido de algodão, que permite a circulação do ar sem deixar a região abafada e úmida demais.

- **Limpe bem os sextoys**
  Caso você faça uso de sextoys, mantê-los limpos é essencial para a sua saúde íntima.

DESVENDANDO MITOS:
SAÚDE ÍNTIMA DA MULHER

A região íntima feminina frequentemente gera dúvidas e mitos. O tabu e a falta de informação podem confundir as mulheres em diversas situações. Veja alguns exemplos:

MITO

Sabonete íntimo é a melhor opção para higiene.
Não depilar a região íntima é anti-higiênico.
Protetor diário ajuda a manter a higiene da região.

VERDADE

Dormir sem calcinha faz bem.
Calças muito apertadas prejudicam a saúde da região.
É aconselhável lavar a região toda vez que se vai ao banheiro.

DRA. FÁTIMA RESPONDE:

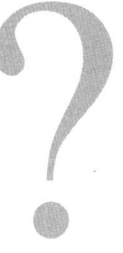

É necessário trocar de método anticoncepcional após muito tempo de uso?

Se você estiver adaptada com o seu, não precisa! Mas é preciso atenção! No caso de contraceptivos hormonais, sua troca deve acontecer caso a paciente desenvolva alguma nova condição clínica ou entre em alguma fase da vida que contraindique o uso do contraceptivo que está em uso. Portanto, é sempre importante o acompanhamento de sua médica ou médico ginecologista.

3 COISAS CURIOSAS QUE SUA VAGINA PODE FAZER (E QUE SÃO PERFEITAMENTE NORMAIS!)

- **Ela pode mudar de cor**
  É isso mesmo que você leu. A cor da vulva e da vagina pode variar devido a fatores hormonais, gravidez e ao ciclo menstrual. Aliás, é muito comum durante a gestação.

- **Ela também pode mudar de tamanho**
  Além da cor e da textura, a vagina e a vulva podem ficar mais inchadas durante a excitação, especialmente na região do clitóris. Na gravidez, o aumento dos grandes lábios também é comum.

- **A vagina pode "soltar pum"**
  Calma, não de verdade! Durante a relação sexual, ou ao inserir um absorvente interno, algumas pessoas podem ouvir sons que se assemelham a gases. Esses ruídos podem ocorrer durante essas atividades e são perfeitamente normais. Esses sons são produzidos devido aos movimentos da vagina, que é naturalmente elástica e pode conter ar. Durante a atividade sexual, por exemplo, a liberação desses sons ocorre como parte desses movimentos.

DESVENDANDO MITOS:
ÚTERO RETROVERTIDO E DIFICULDADE PARA ENGRAVIDAR

O útero tem o formato semelhante ao de uma pera de ponta cabeça. Dentro do aparelho pélvico, o corpo do útero, que é a parte que menstrua, costuma virar para frente, ficando deitado sobre a bexiga. É o que acontece para a maioria das mulheres. Mas algumas têm o corpo do útero voltado para trás, em direção à coluna: é o que chamamos de útero retrovertido.

O útero retrovertido não é causa de dificuldade para engravidar, nem causa de dificuldade para ter parto normal. É só uma diferença anatômica. Durante a relação, dependendo da posição do casal, o pênis pode bater mais no fundo e gerar algum incômodo. Tudo bem, basta evitar a posição. Pode acontecer também que, durante a menstruação, o útero retrovertido sangre um pouco mais e provoque mais cólica, em geral parecida com uma dor nas costas. Mas esse desconforto pode ser amenizado com tratamento adequado, não se preocupe!

DRA. FÁTIMA RESPONDE:

Por que não fico lubrificada?

A lubrificação vaginal é um aspecto essencial para a saúde e o bem-estar de qualquer mulher. A parede da vagina produz um lubrificante natural (a mucosa) que ajuda a mantê-la hidratada. Quando a hidratação ou a flora vaginal diminuem, acontece o ressecamento.

O ressecamento é um problema que, além de afetar a vida sexual, pode trazer sintomas muito incômodos, como coceira, ardência e até mesmo infecção urinária e sangramentos.

Não se conforme com a falta de lubrificação! Há vários tipos de tratamento; junto com sua/seu ginecologista você vai descobrir o que melhor se adequa a seu caso.

OS 3 TIPOS DE LEITE MATERNO

Sabia que o leite materno muda de composição e aparência com o decorrer dos primeiros dias de amamentação? Conheça as três fases do leite materno:

1. **Fase colostro:** é o leite dos primeiros dias, geralmente os 3 primeiros. Ele é mais amarelado e transparente, e tem consistência mais líquida do que o leite maduro. Essa fase é de extrema importância

para o bebê, pois está cheio de proteínas e anticorpos, que fortalecem a imunidade.
2. **Fase de transição:** esse leite é rico em gordura e lactose, enquanto o volume de proteínas e prebióticos diminui. Ele é responsável por estimular o crescimento do bebê. Entre o 6º e o 15º dia após o nascimento do bebê, o corpo da mulher passa a produzir um leite mais denso e volumoso, chamado leite de transição. Ele é rico em gorduras e carboidratos.
3. **Fase maduro:** O leite maduro tem uma aparência mais esbranquiçada e consistente, rico em nutrientes e gorduras. Em seu estágio final e definitivo, o alimento contém todos os nutrientes necessários para o desenvolvimento físico e cognitivo da criança. O leite já maduro começa a ser produzido por volta do 25º dia e possui uma aparência consistente e esbranquiçada. Ele é composto por proteínas, gorduras, carboidratos e outros nutrientes.

DESVENDANDO MITOS:
SEXO NA GRAVIDEZ

MITO
A penetração machuca o bebê.
Sexo durante a gravidez faz mal para a mulher.
O sexo induz o parto.

VERDADE

O sexo pode doer durante a gestação.
A libido da mulher pode aumentar ou reduzir.
Existem posições sexuais melhores e piores.

DRA. FÁTIMA RESPONDE:

Posso ou não engolir o sêmen do meu parceiro?

Durante o sexo oral, muitos homens sentem o desejo de ver suas parceiras engolindo o sêmen. Mas, para engolir o sêmen, parte-se do princípio de que você não está usando camisinha! E sempre a gente fala que todas as formas de sexo: oral, vaginal, anal, é para você estar usando o preservativo...

Agora, vamos supor que o parceiro é uma pessoa com a qual você já tem muita intimidade e a certeza de que não há risco de contrair nenhuma IST. Então, você resolve fazer o sexo oral sem preservativo e ocorre ejaculação dentro da boca. Tudo bem? Tudo! Se você engolir o sêmen, não vai fazer mal, muito menos risco de gravidez. Mas vale um lembrete: é você quem decide; jamais faça algo por pressão do companheiro. Havendo desejo, consentimento e prazer mútuo, curta o momento.

DESCUBRA O TIMING PERFEITO PARA FAZER O TESTE DE GRAVIDEZ PÓS-RELAÇÃO

Você teve relação no período fértil ou próximo do período fértil e quer saber se está grávida. Quando é que o seu teste vai dar positivo? Saiba que hoje os testes estão muito modernos; eles dosam a gonadotrofina coriônica, que pode aparecer na urina ou no sangue. Dez dias depois do dia em que você engravidou já vai dar positivo. Teoricamente, pode dar positivo antes mesmo do atraso menstrual; mas, para evitar muita expectativa, e talvez até frustrações, a gente sempre orienta as pessoas para aguardar um ou dois dias de atraso menstrual. Não vale a pena fazer o teste logo após ter a relação, não vai dar certo! Aguente a ansiedade e espere dez dias, no mínimo.

DESVENDANDO MITOS: VAMOS NOS CONHECER?

- **Vulva, muito prazer!**
  Primeiro, o que normalmente se chama de vagina, não é vagina. A parte externa do genital feminino chama-se **vulva**. A vagina é um tubo, um tubo elástico que liga a parte externa ao colo do útero.

- **Vagina alarga?**
  Que nada, a vagina é altamente democrática! É um órgão que mede oito centímetros e que tem a capacidade de se adaptar ao absorvente interno, ao pênis, ao vibrador, ao dedo, até à cabeça de um bebê... se existe alguma coisa democrática, é a vagina. E a vagina alarga de tanto você ter relação? Não, ela não alarga!

- **Se não houver relação a vagina "fecha"?**
  Será que fica tudo fechado de novo, parece que nunca aconteceu? Também não! Isso também não é verdade. Questões hormonais podem reduzir a lubrificação e dificultar a relação, mas há tratamento e lubrificantes que podem facilitar a penetração.

DRA. FÁTIMA RESPONDE:

Você já teve dúvida de qual DIU era o mais adequado para você?

Atualmente, o Kyleena e o Mirena são os dois dispositivos intrauterinos hormonais disponíveis no mercado.
Ambos atuam da mesma maneira: liberando diariamente pequenas quantidades do hormônio levonorgestrel (progesterona), que provoca uma ação inflamatória

local, afinando o endométrio (camada interna do útero) e tornando o muco cervical mais espesso.

A principal diferença entre eles é que o Mirena, devido ao seu tamanho e quantidade maior de hormônio, pode ser utilizado também para o tratamento de sangramento anormal.

No entanto, é sempre importante lembrar que cada pessoa é única, e para determinar qual é o DIU mais apropriado, é necessária uma avaliação do seu histórico.

Nome	Mirena	Kyleena
Tamanho	32 mm x 32 mm e 1,90 mm de espessura.	28 mm x 30 mm e 1,55 mm de espessura.
Hormônio	52 m de levonorgestrel (progesterona).	19,5 mg de levonorgestrel.
Duração	5 anos	5 anos
Indicação	para contracepção, endometriose, sangramento excessivo.	exclusivamente para contracepção.

5 SINAIS DE QUE VOCÊ ESTÁ OVULANDO

- **Mudança no muco cervical**

   Durante a ovulação, o muco cervical se torna **mais claro, elástico e escorregadio,** semelhante à **clara de ovo crua.**

♦ **Dor ou desconforto pélvico**
Algumas mulheres podem sentir um **leve desconforto ou dor abdominal em um dos lados da pélvis,** conhecido como "dor da ovulação".

♦ **Aumento da libido**
Muitas mulheres experimentam um **aumento do desejo sexual** durante a ovulação, devido às **alterações hormonais.**

♦ **Sensibilidade nos seios**
Seios podem ficar **mais sensíveis ou inchados** devido às **flutuações hormonais** que ocorrem durante a ovulação.

♦ **Teste de ovulação positivo**
Testes de ovulação (vendidos em farmácias) podem mostrar **um pico na liberação do hormônio luteinizante (LH),** indicando a ovulação iminente.

DESVENDANDO MITOS:
LEITE MATERNO

Mito:
Meu leite é fraco.

Verdade

Não existe leite fraco. O tipo e a quantidade de leite materno produzido pelo corpo da mulher são ideais e adequados para cada fase de vida do bebê. É rico em proteínas, carboidratos, gorduras, sais minerais e vitaminas, o leite ocupa lugar de destaque quando o assunto é a nutrição do homem. Principalmente devido à presença do cálcio, mineral responsável pela formação dos ossos.

DRA. FÁTIMA RESPONDE:

Se masturbar melhora a cólica menstrual?

Aprender a se tocar é muito importante para o autoconhecimento e exercício saudável da sexualidade. Cada vez que uma mulher se toca, e se excita, chega mais sangue nessa região. E, como consequência desse aumento do fluxo de sangue pode haver melhora da cólica menstrual, incômodo que acomete 3 em cada 10 mulheres. A excitação e o orgasmo também fazem o organismo liberar hormônios como endorfina, dopamina e ocitocina, que trazem relaxamento e contribuem com a sensação de bem-estar. Essa masturbação pode ser um toque simples, ou com o uso de brinquedos, os toys, como o vibrador ou sugador de clitóris. O importante é que a mulher vá se apropriando do seu corpo e isso só vai ajudar a sua saúde física, mental e, também, reprodutiva.

4 SINTOMAS DE ENDOMETRIOSE

O útero normalmente tem três camadas – a de fora, que é a serosa, a interna, que é o músculo e uma ainda mais interna, que é o endométrio. Quando esse endométrio começa a crescer fora da cavidade uterina, temos uma condição chamada de endometriose. É uma doença crônica que pode ser altamente limitante para a qualidade de vida. Mas tem tratamento. O importante é identificar o problema e procurar tratamento. Confira quatro sintomas clássicos de endometriose:

1. Cólica menstrual intensa às vezes incapacitante;
2. Sangramento menstrual intenso e irregular;
3. Dor na relação sexual;
4. Dificuldade para engravidar.

DESVENDANDO MITOS:
O QUE É SAUDÁVEL E O QUE NÃO É NA MENSTRUAÇÃO

MENSTRUAÇÃO SAUDÁVEL
Sente cólicas leves ou nem sente.

Duração da menstruação de 4 a 5 dias.
Sangue vivo e sem coágulos do início ao final.
Ciclo de 24 a 34 dias.

MENSTRUAÇÃO NÃO SAUDÁVEL

Sente cólicas e muita TPM.
Duração da menstruação com menos de 3 dias ou mais de 6 dias.
Sangue de cor escura e com coágulos.

DRA. FÁTIMA RESPONDE:

Receber sexo oral com frequência pode causar infecção urinária?

Sim, é possível! Isso ocorre devido ao pH ácido da vagina, em contraste com o pH alcalino da saliva. A prática frequente de sexo oral pode criar condições favoráveis à proliferação de germes e bactérias. Por isso, recomenda-se que a mulher realize a higienização da região com água e sabonete íntimo imediatamente após a relação.

10 SINAIS DO CLIMATÉRIO

O climatério é o período em que a mulher passa da fase reprodutiva à fase não reprodutiva, após o término da menstruação. É um período em que há modificações, percebidas pelo corpo todo. Algumas mulheres não sentem nenhum desconforto, mas a cada quatro mulheres que entram na menopausa, três experimentam alguns dos seguintes incômodos:

1. Ondas de calor;
2. Sudorese noturna;
3. Cansaço;
4. Alterações de humor;
5. Dores de cabeça;
6. Desaceleração do metabolismo e ganho de peso;
7. Secura vaginal;
8. Diminuição da libido;
9. Insônia;
10. Aumento de frequência de infecções urinárias.

Mas é importante você saber que os sintomas e a intensidade deles variam de organismo para organismo e são perfeitamente tratáveis.

DESVENDANDO MITOS:
QUE TAL EXPERIMENTAR UMA COISA NOVA?

Dormir sem calcinha já é bem aceito, recomendamos que faça sempre que possível. Mas já pensou em usar vestido e eventualmente ficar sem, durante o dia também?

Comece simples. Vai passar o dia em casa? Use roupas soltinhas, shorts de pijama, ou vestido mesmo, e deixe seu corpo respirar.

A saúde íntima agradece.

DRA. FÁTIMA RESPONDE:

Pode ter relação um dia antes de ir ao ginecologista?

Poder ou não ter relações sexuais antes da ida ao ginecologista depende muito do objetivo da consulta. Se for para tirar dúvidas, trocar de pílula anticoncepcional ou outra razão que faça da consulta apenas um momento de conversa, a atividade sexual está liberada! Já em casos de exames ginecológicos intravaginais, podem existir algumas restrições.

Nos exames preventivos, como o Papanicolau, a indicação é de que não ocorram relações sexuais nas últimas 48h antes da coleta. Em caso de dúvidas sempre converse com o seu ginecologista e peça as orientações que precisam ser seguidas antes da sua consulta.

MINHA HISTÓRIA
Dra. Fátima, por ela mesma

Eu sou ginecologista, e é claro que eu...

Nunca reparo e não ligo se você vem para a consulta depilada ou não.

Sempre quando vou te examinar, vou pedir para você ir **um pouco mais para frente** na cadeira.

Sempre vou falar para as minhas pacientes sobre a **importância de usar camisinha**.

Vou querer saber da sua **saúde como um todo**, inclusive seus hábitos alimentares, sono etc.

Nunca vou falar sobre nada o que conversamos na consulta para ninguém. O que é falado no consultório fica entre nós.

5 SINAIS DE QUE VOCÊ PRECISA CONSULTAR O SEU GINECOLOGISTA

1. sentir dor na relação;
2. corrimento amarelado e com odor;
3. menstruação atrasada;
4. sangramento sem explicação;
5. dor ou ardência ao fazer xixi.

DESVENDANDO MITOS:
POSSO ENGRAVIDAR SE HOUVER SÊMEN NO VASO SANITÁRIO?

O assento do vaso sanitário está sujo de sêmen e você não percebeu. Se os espermas encostarem na vulva, você corre o risco de engravidar? Respira, não existe essa possibilidade. Você só pode engravidar se o esperma entrar dentro da vagina, dentro do colo do útero e, lá na trompa, encontrar o óvulo. Esse risco pode existir se houver uma relação incompleta, com ejaculação muito pertinho da vulva... mesmo, assim, é raro. Mas, sentar-se em local sujo ou usar uma banheira ou piscina onde houve ejaculação não são situações de risco para gravidez.

DRA. FÁTIMA RESPONDE:

Ficar com o biquíni molhado muito tempo causa corrimento?

Sim. O biquíni molhado favorece a proliferação de bactérias e fungos, que podem causar a candidíase, infecção que provoca corrimento e coceira vaginal.

O fator que mais desencadeia uma infecção por candidíase é a baixa de imunidade. Mas o calor e a umidade também contribuem muito para o aparecimento da doença.

Para prevenir a doença, alguns cuidados básicos podem ser tomados.

Evitar manter o biquíni molhado no corpo por muito tempo, assim como evitar o uso de roupas com tecido sintético principalmente nos dias mais quentes.

As mulheres devem preferir usar roupas leves, de tecidos naturais, que facilitem a ventilação.

3 SINAIS DE DIU MAL POSICIONADO

Sangramento irregular

O sangramento fora do período menstrual esperado pode indicar um DIU mal posicionado. Isso pode incluir sangramento entre os períodos menstruais regulares ou sangramento prolongado durante o ciclo menstrual.

Dor abdominal ou pélvica persistente

Sentir dor abdominal ou pélvica constante e persistente pode ser um sinal de que o DIU não está na posição correta. Essa dor pode variar de leve a intensa.

Dor durante o sexo

Isso ocorre porque o dispositivo pode estar pressionando contra o útero ou outras estruturas pélvicas, causando desconforto durante a penetração.

DESVENDANDO MITOS:
O FENÔMENO ÁRIAS STELLA

Quando se faz uma curetagem uterina, em caso de ocorrência de aborto (com o objetivo de retirar restos de placenta que ficam dentro do útero e que podem causar infecção), é feita uma biópsia desse material retirado. No resultado desse exame podem aparecer "reações de Árias Stella". São reações específicas de gravidez ectópica, ou seja, uma gravidez que aconteceu fora do útero: ou no colo, ou na trompa, no ovário ou, até mesmo, na parede abdominal. Na reação de Arias-Stella o endométrio se apresenta mais espesso, em consequência dos estímulos hormonais da gravidez ectópica. A gravidez ectópica traz risco à vida da mulher, mas, quando tratada a tempo, não impede que ela possa ter outras gestações saudáveis.

DRA. FÁTIMA RESPONDE:

Esqueci de tomar a pílula. E agora?

Se você atrasou um comprimido com menos de 24 horas, tome assim que lembrar e tome o comprimido do dia na hora habitual. No entanto, se já se passaram mais de 24 horas, tome ambos os comprimidos na hora usual e continue seguindo o esquema regular. Caso ocorra o esquecimento de mais de dois comprimidos, utilize proteção adicional nos próximos 7 dias e prossiga tomando as demais pílulas nos horários habituais. Importante: caso os esquecimentos forem frequentes, é aconselhável discutir com um ginecologista a possibilidade de adotar um método mais adequado para você.

2 FORMAS DIFERENTES DE CONTAR O PRIMEIRO DIA DE MENSTRUAÇÃO

Saber o dia em que desceu a menstruação é importante para se ter uma visão geral da saúde reprodutiva, fazer dosagem hormonal, acompanhar eventos como gravidez e menopausa. Mas, a partir de que dia você deve começar a contar a sua menstruação?

♦ **Quando a menstruação desce normal a partir do primeiro dia:** a menstruação é a descamação da camada interna do colo do útero, que é uma mucosa chamada endométrio. A partir do momento em que ela desce você conta o primeiro dia da menstruação.

- **Quando a menstruação desce com pinga-pinga:** primeiro desce um pouquinho, pretinho, desce outra vez outro pouquinho, e só lá para o segundo ou terceiro dia que desce vermelho. Para algumas mulheres, principalmente para aquelas que fazem uso de DIU ou fizeram laqueadura, pode acontecer esse "pinga-pinga". Nesse caso, a contagem é diferente: ela deve contar esses dois ou três dias em que desce pouquinho como apenas um dia, e contar como o segundo dia do ciclo o primeiro dia de fluxo vermelho.

DESVENDANDO MITOS:
HÍMEN COMPLACENTE E PARTO NORMAL

A gente só descobre que tem hímen complacente quando começa a ter relação sexual e não ocorre sangramento. Aliás, esse sangramento em geral é pequeno. Às vezes nem sangra na primeira vez e vai sangrar um pouquinho na segunda ou terceira relação sexual. Mas, quando a mulher já tem atividade sexual há algum tempo e não apresentou nenhum sangramento, é provável que ela tenha hímen complacente. No exame, observa-se que não há nenhuma ruptura no hímen. Quando ela for ter o parto normal, a cabeça do bebê é maior do que o pênis e, então, haverá a rotura do hímen, naturalmente, sem nenhum problema para a mãe ou bebê.

> **DRA. FÁTIMA RESPONDE:**
>
> É menstruação o sangue que desce após o uso da pílula do dia seguinte?

A pílula do dia seguinte não é abortiva. Ela faz com que o muco do colo do útero se torne um muco hostil, evitando, assim, o encontro do óvulo com o espermatozoide. E o que vai acontecer? Vai haver um derramamento de sangue. Pode ser de 3 a 5 dias ou às vezes, após 10 dias. Isso que desce é menstruação. Para efeito de fazer uma nova contagem de ciclo, desceu, você conta um. Se você for começar a tomar a pílula, conta até cinco e pode recomeçar no terceiro ou no quinto dia.

E se você for fazer método de barreira, também fazer a contagem. Mas, olha, se você está usando muito a pílula do dia seguinte, você tem que repensar, como é que você está se expondo a uma gravidez não desejada.

> **Lembre-se:** o autoexame salva vidas!
> Saiba o jeito certo de fazer.

O exame de mamas pode ser feito em frente ao espelho, em pé ou deitada.

Em frente ao espelho:
- Observe os dois seios, primeiramente com os braços caídos;
- Coloque as mãos na cintura fazendo força;
- Coloque-as atrás da cabeça e observe o tamanho, posição e forma do mamilo;
- Pressione levemente o mamilo e veja se há saída de secreção.

Em pé:
- Levante seu braço esquerdo e apoie-o sobre a cabeça;
- Com a mão direita esticada, examine a mama esquerda;
- Divida o seio em faixas e analise devagar cada uma dessas faixas. Use a polpa dos dedos e não as pontas ou unhas;
- Sinta a mama;
- Faça movimentos circulares, de cima para baixo;
- Repita os movimentos na outra mama.

Deitada:
- Coloque uma toalha dobrada sob o ombro direito para examinar a mama direita;
- Sinta a mama com movimentos circulares, fazendo uma leve pressão;

- Apalpe a metade externa da mama (é mais consistente);
- Depois apalpe as axilas;
- Inverta o procedimento para a mama esquerda.

DESVENDANDO MITOS:
É POSSÍVEL CONTRAIR IST NUMA RELAÇÃO COM PESSOA VIRGEM?

Primeiro a gente tem que pensar esse conceito de virgindade. Se é apenas o sexo penetrativo, onde houve a rotura do hímen. Mas o sexo é muito mais do que a penetração. Muitas vezes, com o toque, com o estar próximo, genital com genital, vulva com vulva, vulva com pênis, mesmo sem ter tido penetração, você pode ter IST. Então, sempre que for ter contato, usar preservativo.

Se a condição incomoda, há tratamentos dermatológicos que podem clarear a pele na região.

DRA. FÁTIMA RESPONDE:

Quando devo começar a ir ao consultório ginecológico?

A 1ª consulta ginecológica costuma ser logo após a chegada da menstruação. E, como em toda a consulta, a jovem mulher será ouvida, tirará suas dúvidas, contará sobre seu sono, a sua alimentação, o quanto toma de água, a sua rotina, os seus amigos e, também, o que faz em seus momentos de lazer. Além disso, também serão examinados peso e altura, o funcionamento do intestino e das funções respiratórias, pulmões e coração. Afinal, a mulher não é só vagina, não é só útero. Deve ser vista por inteiro. Na consulta, também é realizado o exame das mamas e o exame ginecológico, apropriado à fase da vida e sempre realizado com o maior respeito.

5 SINTOMAS DE CANDIDÍASE E 1 SOLUÇÃO

1. Coceira intensa na região da vulva;
2. Dor na relação sexual;
3. Inchaço na região da vulva;
4. Corrimento esbranquiçado grumoso (parecido com leite coalhado);
5. Dor ou ardência ao urinar.

♦ **1 solução:** Procure um(a) ginecologista. Ele confirmará o diagnóstico pelos sintomas e, eventualmente, pela realização de exames e poderá prescrever o medicamento mais adequado ao seu caso.

DESVENDANDO MITOS:
O QUE É O FUNDO DO SACO DE DOUGLAS?

Não faz muito tempo, os meios de comunicação noticiaram uma tragédia: uma jovem perdeu a vida após a rotura do fundo do saco vaginal, também chamado "saco de Douglas". A maioria das pessoas nunca tinha ouvido falar dessa parte da anatomia feminina. É o fundo da vagina, o que separa o útero do reto. Durante a relação, a vagina, que é um tubo elástico medindo de 7 a 8 cm, alonga-se e pode chegar a 16, 17 cm. Assim, o rompimento desse fundo é bastante incomum, sobretudo em mulheres jovens, que têm a vagina mais elástica, mais úmida. Esse acidente acontece geralmente em mulher que esteja na menopausa e não faça terapia de reposição hormonal, tem a pele da vagina mais fina, ou num abuso, num estupro coletivo, em que pode ter havido mais do que uma penetração. Ou numa penetração mais profunda e intensa, com muito impacto. Quando isso existe, a mulher tem um forte sangramento e precisa correr para um serviço de emergência. O tratamento cirúrgico, feito rapidamente, salva a vida da mulher.

DRA. FÁTIMA RESPONDE:

O que pode ser uma protuberância na vagina?

A mulher sente que existe alguma coisa dentro da vagina, algum tipo de protuberância. Pode ser algum nódulo, mas também pode ser um prolapso do colo do útero, porque o colo do útero fica no fundo da vagina. Pode ser, ainda, o que se chama, popularmente, de "bexiga caída". Se a mulher, ao se tocar, ou quando for fazer xixi ou evacuar, sentir alguma coisa que está saindo, pode ser a parede da bexiga que desceu. O que fazer? Não se desesperar e procurar um profissional de saúde. Existe tratamento!

5 CUIDADOS QUE VOCÊ DEVE TER COM O USO DO OB

O absorvente interno é uma grande conquista das mulheres. Discreto e prático, permite que você tenha total segurança até para a prática de atividades esportivas durante os dias de menstruação. Mas você deve ter alguns cuidados. Confira:

1. Na hora de colocar, observe se ele está totalmente desembrulhado, para que não fique nenhum pedaço de embalagem na vagina;
2. Na hora em que for tirar, você deve olhar se ele está todo inteiro;

3. É necessário trocar a cada quatro horas, para evitar as chances de infecção;
4. Nunca durma com o absorvente interno;
5. Ser virgem, ou seja, ter integridade himenal, não é contraindicação para o uso do absorvente interno. Mas é bom consultar o ginecologista antes, para ver se dá para colocá-lo direitinho, se é possível pôr e tirar com facilidade.

DESVENDANDO MITOS:
COMO ENGRAVIDAR DE MENINA OU MENINO

Você está no período fértil e quer engravidar. E gostaria de ter uma menina, ou um menino. Ao engravidar, você pode fazer algo para influenciar essa escolha? Você pode tentar, observando algumas características do espermatozoide. Primeiro, você precisa saber que o sexo do bebê é definido pelos cromossomos sexuais X ou Y – um que vem do pai e outro que vem da mãe. A mulher tem um par XX e o homem tem um par XY. Então, a mãe só poderá contribuir com um cromossomo X, feminino. Isso significa que a bola da vez está com o pai: é o espermatozoide que determinará o sexo do bebê. O espermatozoide X, que termina o sexo feminino, é mais lento, mas sobrevive mais tempo no organismo da mulher, enquanto o espermatozoide Y, que determina o sexo masculino, é mais rapidinho, mas dura menos.

Sabendo disso, se você quiser engravidar de uma menina, as chances aumentam se você tiver relação uns dois dias antes da data da ovulação, pois o espermatozoide feminino consegue sobreviver por mais tempo até fecundar o óvulo. E caso você queira engravidar de menino, a dica é ter relação um dia antes da ovulação ou até no próprio dia: os espermatozoides masculinos são mais rápidos e podem chegar antes. Alguns estudos também indicam que uma alimentação mais rica em cálcio, encontrado em leite e derivados, favorece a gestação de uma menina, enquanto uma alimentação mais rica em potássio, encontrada em alimentos como banana ou abacate, ajuda a ter menino.

Mas esses cuidados vão determinar mesmo o sexo do seu bebê? Entenda como uma contribuição, mas não há certezas, a natureza é surpreendente! O importante é que você esteja aberta para receber a vida que está gerando, seja de que sexo for.

DRA. FÁTIMA RESPONDE:

Tive parto cesárea. Posso ter parto normal no segundo filho?

Quando a gente tem um parto cesárea, o útero recebe uma cicatriz, que é logo acima do colo do útero que é chamada istmo. Havendo uma cesárea primeiro, vai poder ter parto normal? Sim! Eu tenho casos no consultório assim. Pode sim, mas avaliando sempre qual foi o motivo pelo qual foi a cesárea. Mas se houve duas cesáreas, não é possível ter parto normal numa terceira gravidez. Porque essa cicatriz que foi feita fica muito fininha, aí nós temos o risco de rompimento do útero, podendo levar a óbito da mãe e do recém-nascido.

O QUE PODE DEIXAR A SUA VAGINA ESCURECIDA

A vulva é a parte externa dos genitais. A região da vulva próxima à parte interna da coxa pode pigmentar por alguns motivos. Confira alguns fatores que podem estimular a pigmentação da vulva:

- Gravidez;
- Uso de anticoncepcional;
- Exercício físico como, por exemplo, bicicleta;
- Roupas muito apertadas;
- Pela Síndrome do Ovário Policístico.

Se a condição incomoda, há tratamentos dermatológicos que podem clarear a pele na região. No entanto, vale pensar: que "modelo" de vulva você imagina? Uma de criança, sem cor, sem pelo? Ou você quer uma vulva de uma mulher adulta? Pense sobre isso.

DESVENDANDO MITOS:
CONTRACEPÇÃO PELO MÉTODO DO MUCO CERVICAL

Como saber que você está no período fértil? O período fértil, em geral, acontece 14 dias antes da próxima menstruação. Assim, você calcula, por exemplo: vou menstruar no dia 15 de setembro; então 15 - 14 é o dia da ovulação, ou seja, dia 1º.

No dia da ovulação, o que costuma acontecer às vezes é um pouco de dor; outro indício de que a ovulação se aproxima é a presença de um muco parecido a uma clara de ovo. Este muco é um sinal de alerta. Quando ele aparecer, não é exatamente o dia da ovulação. Às vezes, ele vem um pouco antes e dura de 4 a 5 dias. Mas esse método contraceptivo, que avalia a secreção, tem um índice de falha de até 25%. Então, você deve usá-lo apenas quando você desejar engravidar. Se você não quer, use um método mais seguro.

DRA. FÁTIMA RESPONDE:

Quando consigo descobrir o sexo do bebê?

A gravidez dura 40 semanas, contadas a partir da data da última menstruação (e não do dia em que você engravidou ou pensa que engravidou). Quando você estiver com 9 semanas, se você fizer um exame de sangue, já é possível identificar o DNA do seu bebê. Um exame chamado sexagem fetal vai determinar se existe o cromossomo Y ou se não existe. Se existe o Y é um menino, se não existe é menina. Só que esse teste não é pago por todos os convênios, você teria que fazer em laboratório particular.

Ainda no primeiro trimestre, com 11 ou 13 semanas, você deverá fazer uma ultrassonografia morfológica. Esse exame é totalmente pago por todos os convênios, mas nesse período ainda não dá para saber o sexo. Então, aguente a expectativa! Vai ser em torno da 16ª semana de gravidez que o ultrassom poderá revelar o mistério. Esse é um exame importante, também, para ver se está tudo certo com a saúde do pequeno, ou da pequena.

COMO ELIMINAR 5 DESCONFORTOS COMUNS NA GRAVIDEZ

- **Enjoo matinal** – comer pequenas refeições ao longo do dia e evitar alimentos gordurosos e picantes.
- **Azia** – evitar alimentos ácidos, picantes ou gordurosos. Elevar a cabeceira da cama para ajudar a reduzir os sintomas.
- **Prisão de ventre** – consumir alimentos ricos em fibras. Beber bastante água e fazer exercícios leves.
- **Dor nas costas** – usar sapatos confortáveis e de suporte. Evitar ficar em pé por longos períodos e fazer exercícios de alongamento.
- **Fadiga** – descansar sempre que possível, dormir o suficiente e fazer atividades físicas moderadas para aumentar a energia.

DESVENDANDO MITOS:
SÍNDROME DO OVÁRIO POLICÍSTICO E FERTILIDADE

A Síndrome dos Ovários Policísticos (SOP) é uma condição que afeta milhões de mulheres em todo o mundo, mas frequentemente permanece mal compreendida e subdiagnosticada. A boa notícia é que a conscientização sobre a SOP está crescendo, assim como as opções de tratamento. É fundamental entender que o tratamento da SOP não é uma abordagem única para todo mundo, pois varia de acordo com os sintomas e as necessidades individuais.

E o principal: ela não indica necessariamente infertilidade! Principalmente quando o tratamento é aplicado o mais rápido possível. Se você está lidando com a SOP ou conhece alguém que esteja, saiba que não está sozinha. Busque sempre por informações e o apoio de profissionais de saúde.

DRA. FÁTIMA RESPONDE:

Por que a minha calcinha sempre fica úmida?

A parte externa dos genitais é chamada vulva (não vagina). É formada por uma parte que tem duas pregas cutâneas, os "grandes lábios", e duas pregas de mucosa, os "pequenos lábios", que não tem pelos e apresentam grande quantidade de glândulas sebáceas e sudoríparas.

SAÚDE | 49

Assim, é natural que haja uma umidade nessa região, assim como em outras partes do corpo. Olho também não é seco, cabelo não é seco e vulva não é seca. Agora, se houver algum odor, alguma coloração, alguma coceira aí pode ser que exista algum desequilíbrio. Mas você tem uma umidade natural, faz parte de ser mulher. E vulva tem cheiro de vulva e odor de vulva!

PRINCIPAIS DORES NA MENSTRUAÇÃO

- Cólica;
- Dor na lombar e pernas;
- Dor para urinar e evacuar;
- Diarreia;
- Constipação;
- Náusea e vômito;
- Dor de cabeça e mal-estar.

Quantos desses incômodos você tem? Lidar com as dores menstruais pode ser desafiador, mas você não está sozinha. Há tratamento para todas elas.

DESVENDANDO MITOS:
O LASER ÍNTIMO DÓI?

O laser íntimo, ou as chamadas energias, são estratégias muito importantes para mulheres. As grandes indicações são: atrofia genital, que muitas vezes acontece na menopausa, acontece quando a mulher faz uma quimioterapia, tratamento de um câncer de mama ou ovário e não pode usar hormônio. Uma mulher que tem uma pequena incontinência urinária. Para melhorar a lubrificação vaginal. Esse é um procedimento ambulatorial que não dói. A gente aplica um anestésico local no introito vulvar à base de xilocaína durante 10 a 20 minutos. E aplicamos as energias, que são os lasers. Em geral bastam três sessões, uma por mês. É um método não invasivo, ambulatorial e que pode fazer toda a diferença para a sua qualidade de vida.

DRA. FÁTIMA RESPONDE:

Sangramento pós-menopausa é normal?

Menopausa é uma data na folhinha, é a data da última menstruação, que deve acontecer se a mulher ficou um ano sem menstruar. Se essa mulher já está há um ano sem menstruar e tem algum sangramento, isso não é normal. Isso pode significar que essa camada interna do útero, o endométrio, está espessa. Se ela estiver espessa, ela pode às vezes ser causa de um pólipo, de uma lesão pré-cancerígena. Então, se você tiver sangramento depois da menopausa, vá até o profissional de saúde. Pode ser algo simples, e se for algo mais grave, você vai tratar numa fase inicial, em que há cura. Não tenha medo nem vergonha, vá ao ginecologista.

A IDADE PARA COMEÇAR A FAZER O PAPANICOLAU

25 anos: pelo Ministério da Saúde e pela Federação Brasileira de Ginecologia e Obstetrícia, essa é a idade a partir da qual as mulheres deveriam começar a fazer o exame Papanicolau. Mas é lógico que essa data envolve bastante polêmica, porque existem trabalhos que mostram que a média da iniciação sexual das mulheres está em torno de 14, 15 anos. Então, vamos combinar? A mulher deveria fazer um Papanicolau **a partir de 6 meses da iniciação sexual**. Assim, o início do exame pode se adequar à realidade das mulheres.

DESVENDANDO MITOS:
SOBRE A MENSTRUAÇÃO

MITO
É **impossível engravidar** quando se está menstruada.
A **mulher engorda** no período menstrual.
Não pode fazer **sexo menstruada**.

VERDADE
Chocolate ajuda a controlar a TPM.
As mulheres ficam mais **sensíveis** durante esse período.
Episódios de **acnes** aumentam na menstruação.

DRA. FÁTIMA RESPONDE:

Qual o melhor implante contraceptivo para as mulheres?

A Sociedade Brasileira de Ginecologia e Obstetrícia, que controla as boas práticas, acha que o implante recomendado é o etonogestrel, que existe no mercado. Os outros implantes ainda não estão totalmente liberados. Implantes de progesterona, de estrogênio e de testosterona. É necessário que haja mais pesquisa, é fundamental para liberar esses implantes subcutâneos.

♦ **A cólica não é normal quando:**
Você não consegue fazer suas atividades do dia a dia
Idas ao pronto socorro são frequentes.
Começa antes da menstruação e dura todo o período do sangramento.

MINHA HISTÓRIA
... com a cólica.

Minha história com a cólica: eu era jovem, menstruei aos 12 anos e meio, vomitei e desmaiei em todos os lugares que conhecia, na escola, na igreja, na rua.

Quando decidi fazer medicina, meu maior medo era ficar menstruada no dia do vestibular porque certamente não conseguiria ir e, se estivesse lá, teria que sair.

Por acaso divino isso não aconteceu e eu entrei na faculdade aos 17 anos.

Apenas de estar num ambiente seleto, de ciência, não tinha o que fazer quando a cólica chegava: era esperar a dor. Eu suava frio, vomitava, tinha diarreia, calor, ficava largada. Perdi muita coisa por isso.

Na Residência Médica, como conciliar os plantões com tanto mal-estar?

Isso tudo aconteceu antes de 1985, ano que se tornou o Ano Mundial da Dismenorreia (palavra, vinda do grego, que significa "menstruação difícil").

Foi só a partir desse ano que a ciência descobriu que a cólica está presente em 3 a cada 10 mulheres que menstruam. E para uma em cada 10, são casos graves como era o meu.

Hoje, precisamos falar que não é normal este sofrimento. Que ele pode ser modificado com medicações, como anticoncepcionais e anti-inflamatórios, que podem ser tomados 2 a 3 dias antes de menstruar.

Outro motivo de cólica intensa, a endometriose, também tem tratamento.

Hoje a medicina pode nos trazer conforto. Não precisamos mais sofrer.

DESVENDANDO MITOS:
ATÉ QUE IDADE A MULHER PODE TER FILHOS SAUDÁVEIS?

Em qualquer gravidez existe o risco de alteração cromossômica. Mas, a partir de uma determinada idade, o risco aumenta. A curva de virada é, sobretudo, a partir dos 35 anos. Assim, se uma mulher com 20 anos engravidar, a chance de ter uma criança com síndrome de Down, por exemplo, é de 1 para 1527. Se ela engravidar aos 44 anos, tem um risco de 1 para 30. A medicina não tem como alterar essa realidade. Mas é possível oferecer à mulher um diagnóstico precoce. Existe um exame de sangue, o NIPT pré-natal, realizado a partir da 10ª semana de gestação (CHECAR), que permite identificar diversas síndromes. Ele ainda não está disponível no SUS. Mas entre 11 e 13 semanas é possível fazer o ultrassom morfológico – esse sim, disponível para todas as mulheres – que também permite diagnosticar algumas alterações que sugerem presença de síndromes genéticas.

DRA. FÁTIMA RESPONDE:

Métodos hormonais engordam?

Anticoncepcional engorda? Dependendo da dose, dependendo do tipo de pílula, pode haver um pouco de retenção de líquido, causando inchaço. Hoje, porém, existem inúmeros métodos anticoncepcionais: pílulas, injetáveis, adesivos, intravaginais, implantes, DIUs com hormônio. Então, é importante saber que as opções se ampliaram e, se você não está se sentindo bem com um método, pode passar para outro.

5 FORMAS PELAS QUAIS O ESTRESSE PODE IMPACTAR A SAÚDE DE SUA VAGINA

1. O estresse crônico pode levar a **desequilíbrios hormonais** no corpo, incluindo a diminuição dos níveis de estrogênio. Isso pode resultar em sintomas como **ressecamento vaginal, coceira e aumento do risco de infecções.**
2. O estresse prolongado pode **enfraquecer o sistema imunológico,** tornando o corpo mais **suscetível a infecções vaginais,** como infecções por fungos ou bacterianas.
3. O estresse também pode causar **tensão muscular** em todo o corpo, incluindo a região pélvica. Isso pode levar a **dor durante o sexo e problemas de função sexual.**
4. Em algumas mulheres, o estresse crônico pode **afetar o ciclo menstrual,** resultando **em menstruações irregulares ou ausentes.**
5. O estresse pode **piorar condições pré-existentes,** como a síndrome do intestino irritável (SII) e outras

condições gastrointestinais, que por sua vez **podem afetar diretamente a saúde vaginal**.

Assim, para manter a saúde vaginal, é importante gerenciar o estresse por meio de técnicas como meditação, exercícios, terapia e autocuidado. Além disso, manter uma dieta equilibrada e consultar um profissional de saúde quando necessário são medidas essenciais.

DESVENDANDO MITOS:
SEXO NA GRAVIDEZ

Grávidas não podem transar? Mito! Algumas mulheres sentem o aumento da libido durante a gravidez, têm até mais vontade. A única observação é que esteja tudo bem com a mãe e o bebê, sem qualquer sinal de descolamento de placenta ou outra complicação. Se estiver tudo tranquilo, seja feliz sabendo que o sexo na gravidez...

- não provoca aborto;
- não danifica o útero;
- não machuca o bebê.

... e ainda pode trazer benefícios! Além de aproximar ainda mais o casal, o sexo na gravidez pode trazer mais tranquilidade à gestante, diminuindo a pressão arterial e melhorando a qualidade do sono.

DRA. FÁTIMA RESPONDE:

Tive relação, tenho que levantar correndo para me lavar?

Após uma relação sexual, é importante fazer uma higiene íntima. A higienização é fundamental para prevenir infecções do trato urinário, eliminando secreções e resíduos de lubrificantes que favorecem a proliferação de microrganismos. Vale lembrar, porém, que essa limpeza após a relação não previne contra doenças sexualmente transmissíveis. As ISTs só são prevenidas com preservativo!

Mas depois da relação, você não precisa sair correndo para se lavar. Antes de mais nada, é muito importante que faça xixi, porque urinar depois da relação já é uma forma bem importante de prevenir infecção urinária. E pode lavar apenas com água, para manter o pH natural da vagina.

6 MOTIVOS PARA VOCÊ USAR O COLETOR MENSTRUAL

1 – Aumenta o risco de proteção;
2 – Garante até 12 horas de proteção;
3 – Reduz gastos com produtos descartáveis;
4 – Não tem substâncias químicas;
5 – Previne alergias;
6 – Ajuda o meio ambiente.

DESVENDANDO MITOS:
A VAGINA DEPOIS DO PARTO

Em minha experiência de anos como obstetra, identifiquei que há dois grandes medos em relação ao parto. O primeiro é a dor (fique tranquila, é perfeitamente possível lidar com a dor do parto usando vários recursos, farmacológicos ou não). O segundo medo é se haverá alguma modificação nos genitais. Será que a mulher fica mais "larga" depois do parto?

Durante toda a gravidez, a vulva se modifica. A mucosa fica com mais colágeno e mais vascularizada, e mudanças hormonais aumentam a flexibilidade dos ligamentos da pélvis, "amolecendo" a musculatura para facilitar a passagem do bebê. Mas após o parto a musculatura volta ao normal, ainda mais rápido se você preparar o assoalho pélvico, com exercícios e massagens na região com óleo de coco ou girassol. Em algumas semanas, a vulva volta ao que era.

DRA. FÁTIMA RESPONDE:

E se eu fizer cocô no parto? É perigoso?

Antes de mais nada, saiba que o parto é composto de quatro fases. Existe a fase da dilatação, a fase da descida e a fase da expulsão, quando o bebê nasce. E ainda uma última fase, que é a fase da dequitação, quando sai a placenta.

Durante a expulsão, a cabecinha do bebê estará no introito da vagina. Ela já desceu mais ou menos uns oito centímetros e, na hora da expulsão, poderá haver uma compressão no intestino, que está atrás da vagina. E, sim, pode haver uma eliminação de fezes.

Mas também é importante falar que, durante o trabalho de parto, a natureza, como é sábia, vai cuidando dessa questão: é comum que a mulher vá evacuando conforme ela vai tendo contrações. Quase sempre na hora do parto, se houver evacuação é uma quantidade muito pequena, que não vai trazer nenhum malefício, nenhum aumento de risco de infecção. Fique tranquila. Faça sua força, grite, expulse, ponha a cabeça de seu bebê para fora, sem medo.

6 SINAIS INDICATIVOS DE ENDOMETRIOSE

A endometriose ocorre quando o endométrio se espalha fora da cavidade uterina. Em algumas mulheres, em vez do endométrio sair totalmente na menstruação, ele entra no útero, cai nos ovários, vai parar na bexiga ou na cavidade abdominal, provocando diversos sintomas. Quanto mais cedo o diagnóstico, mais rápido e melhor o controle da doença. Pode-se tratar a endometriose com anti-inflamatório, pílula anticoncepcional ou o DIU hormonal e, em casos mais raros, com cirurgia.

Você pode suspeitar da existência de endometriose quando há:
1. Aumento da cólica menstrual. Uma pessoa que não tinha cólica passa a ter cólica intensa;
2. Menstruação abundante;
3. Ovulação com dor;
4. Dor na relação sexual;
5. Dor para evacuar e urinar;
6. Dificuldade para engravidar.

DESVENDANDO MITOS:
TRATAR CANDIDÍASE COM IOGURTE

Candidíase vaginal: metade das mulheres já teve, alguma vez, algum episódio. E há aquelas que têm a candidíase de repetição. Para evitar essas desagradáveis repetições, há diversas práticas alopáticas, homeopáticas e naturais, além de mudanças de hábitos de vida. É onde entra a história do iogurte, que contém lactobacilos, aos quais se atribui o poder de reequilibrar o pH vaginal e curar a candidíase. Pode ajudar? Até pode, mas primeiro você precisa descobrir o que está provocando a sua candidíase de repetição.

São possíveis causas da doença falhas nos hábitos de higiene íntima, uso de roupas mais apertadas, e até mesmo a dieta. Uma dieta rica em café e em açúcar contribui para a proliferação do fungo que causa a candidíase. Assim, o consumo de iogurte (consumo oral, bem entendido! Iogurte não é creme vaginal!) contribui com o controle da candidíase, dentro de uma dieta saudável com menos doces e refrigerantes.

DRA. FÁTIMA RESPONDE:

Líquido pré-ejaculatório engravida?

Engravida. Durante a relação, antes da ejaculação pode sair uma pequena gota de líquido espermático, que é composto pelos líquidos da glândula seminal e da próstata e pode conter, também, espermatozoides. Se você está preocupada em engravidar devido a esse líquido, isso é sinal de que não está usando preservativo e métodos anticoncepcionais confiáveis. Talvez você esteja tentando evitar a gravidez pela técnica do coito interrompido. Não é bom negócio! O coito interrompido traz uma tensão desnecessária para o relacionamento e, sim, também o risco de uma gravidez indesejada.

4 FATORES DE INFERTILIDADE FEMININA

Quando enfrentam dificuldades para engravidar, homens e mulheres devem procurar ajuda profissional para descobrir se há infertilidade. Há diversos testes que identificam a condição e suas causas. Felizmente, também há tratamentos que podem reverter a situação e trazer um novo integrante para a família.

Vários tipos de fatores podem determinar a infertilidade feminina. Confira os mais comuns:

1. **Problemas de saúde em geral.** Doenças como diabetes, trombofilia ou lúpus podem dificultar uma gravidez. Vale sempre fazer um *check-up* geral quando a gravidez não vem.
2. **Distúrbios hormonais.** Quando a mulher nasce, dentro da vida intrauterina seus óvulos já estão dentro do ovário. A infertilidade pode acontecer quando existe algum problema que dificulta a saída desses óvulos, como, por exemplo, uma produção aumentada do hormônio prolactina ou a síndrome do ovário policístico, que pode impedir que o folículo ovariano libere o óvulo.
3. **Fatores mecânicos.** Doenças inflamatórias pélvicas respondem por muitos casos de infertilidade. Se a mulher teve alguma infecção genital que não foi tratada adequadamente, a bactéria pode

subir para dentro do útero, ir para a trompa e causar uma obstrução; essa é uma causa mecânica importante.
4. **Endometriose.** É uma das principais causas de infertilidade feminina. Quanto mais precoce o diagnóstico, melhores são as chances de controle da doença.

DESVENDANDO MITOS:
O ANTICONCEPCIONAL AUMENTA OS RISCOS DE CÂNCER DE MAMA?

O anticoncepcional já é uma jovem senhora. Já temos mais de 50 anos de uso do anticoncepcional e as primeiras versões continham uma dose mais elevada de hormônio, o que aumentava o risco de câncer de mama. Hoje, porém, nós temos anticoncepcionais com doses hormonais pequenas. Mas a mulher deve usar o anticoncepcional de maneira adequada, também tomando cuidado com outros hábitos, como por exemplo, o uso de cigarro. Uma mulher que fuma não deve tomar pílula, deve buscar outro método.

A ciência ainda não descobriu a causa exata do câncer de mama. Mas identificou fatores que aumentam o risco. Além do cigarro, são fatores de risco a obesidade, sedentarismo e uma dieta com muita gordura e alimentos industrializados.

Por isso, mulheres que usam anticoncepcional e as que não usam devem, igualmente, fazer a prevenção periódica: autoexame, consulta ao ginecologista e mamografia. O Ministério da Saúde recomenda que as mulheres façam mamografia anualmente, a partir dos 50 anos de idade. De acordo com o SUS, o início do exame deveria ser a partir dos 40 anos – que é, também, a posição da Sociedade Brasileira de Mastologia. E para quem tem caso na família, a recomendação é de exame ainda mais cedo: a mulher deve fazer mamografia 10 anos antes da idade em que o câncer apareceu em algum membro da família. Assim, se alguém da família teve câncer aos 45 anos de idade, é recomendável fazer um exame aos 35.

DRA. FÁTIMA RESPONDE:

Posso ou não colocar piercing íntimo?

Sim, você pode. Desde que sua saúde em geral e íntima estejam em ótimas condições, não há impedimentos com a colocação do piercing.

Vale sempre ressaltar que perfurações íntimas, assim como qualquer outra, carregam consigo certos riscos. No entanto, ao serem realizadas de forma asséptica e cuidadosa, esses riscos podem ser minimizados.

Por isso, é importante buscar um profissional qualificado e que tenha espaço e materiais devidamente esterilizados.

3 PREPARATIVOS PARA QUEM ESTÁ PLANEJANDO ENGRAVIDAR

Nem sempre é possível preparar-se para engravidar. Muitas mulheres precisam lidar com uma gravidez não planejada. Está tudo bem, a falta de planejamento não é uma sentença de gravidez de risco. Mas uma gravidez planejada traz mais segurança e tranquilidade para vivenciar essa importante fase da vida. Apenas três cuidados podem fazer grande diferença na gestação:

1. **Marque uma consulta ginecológica** para ver como está sua saúde geral: como está a pressão, frequência cardíaca, hormônio da tireoide etc.
2. **Verifique como estão os seus anticorpos** contra doenças que são muito perigosas na gestação. Talvez você precise se vacinar contra sarampo, caxumba, rubéola e toxoplasmose.
3. **Comece a tomar algumas vitaminas** que vão proteger o seu futuro bebê. Por exemplo, o ácido fólico, que deve ser tomado antes de engravidar.

DESVENDANDO MITOS:
UM DEDO PARECE INOFENSIVO, MAS NÃO É!

Apesar de parecerem inofensivos à primeira vista, frequentemente os dedos abrigam uma quantidade significativa de sujeira. Em momentos íntimos podemos subestimar o impacto de um simples toque, portanto, atenção... manusear a região vulvar ou vaginal sem a adequada higiene das mãos pode abrir caminho para a entrada de bactérias indesejadas. Prevenir esse perigo é muito simples: água e sabão antes e muito carinho durante e depois.

DRA. FÁTIMA RESPONDE:

Minha vulva coça muito depois da depilação. O que fazer?

A gente não tem olho igual, não tem boca igual e, portanto, não tem vulva igual. E as mulheres brasileiras gostam mais da vulva sem pelos, mesmo que elas não façam sexo oral, e mesmo que não tenham atividade sexual. Já foi feita até pesquisa a esse respeito, mulheres e homens em geral preferem depilação completa na região. E existem vários tipos de depilação: com creme, com gilete, com cera, com laser... É importante observar o método que melhor se adapta a você. E se depois da depilação você sentir que arde ou coça, recorra a um hidratante, evite roupas justas e atividades físicas que podem fazer o tecido ficar roçando na região e irritando ainda mais. Mas o mais importante é escolher o método de depilação mais adequado para você.

4 LEMBRETES PARA A CONSULTA GINECOLÓGICA

Antes de ir à consulta ginecológica, prepare-se:
1. Anote todas as suas dúvidas num papel, para não esquecer nadinha;
2. Anote seu ciclo menstrual. Marque a data da primeira menstruação, pelo menos nos últimos 3 meses;
3. Leve anotado seus medicamentos de uso contínuo;
4. Traga anotadas as suas dúvidas: apareceu algum sintoma? Quer usar DIU? Fazer clareamento íntimo? Implantes hormonais? Leve tudo no papel e pergunte tudo o que quiser.

DESVENDANDO MITOS:
A ADENOMIOSE

Adenomiose é a mesma coisa que endometriose? Há semelhanças e diferenças. Tanto na adenomiose quanto na endometriose, células do endométrio (o revestimento do interior do núcleo), em vez de serem expulsas na menstruação, vão parar em lugares errados. Enquanto na endometriose esse revestimento cresce fora do útero (nos ovários, no intestino ou bexiga), na adenomiose as células do endométrio são encontradas no miométrio, a camada muscular lisa que forma a parede uterina.

Os focos de endométrio continuam a crescer e sangrar ("menstruar") a cada ciclo menstrual, o que leva ao aumento do volume uterino, dor pélvica e sangramento genital. Algumas mulheres sangram grandes volumes todos meses, levando à anemia. As duas doenças têm tratamento. Por isso, se estiver com algum sintoma, procure seu médico!

DRA. FÁTIMA RESPONDE:

Se você tem trombofilia e não quer menstruar, pode tomar anticoncepcional?

Ser portadora de trombofilia significa ter no organismo alguns fatores que favorecem a coagulação do sangue mais rapidamente. Quando existe trombofilia, você deve ter maior cuidado com o uso de anticoncepcional. Felizmente, hoje em dia há anticoncepcionais com diferentes tipos de combinações hormonais. Assim, se você tem tendência genética à trombofilia e não quiser menstruar, pode tomar uma pílula anticoncepcional que não tenha estrogênio.

3 DICAS PARA MÃES DE PRIMEIRA VIAGEM

- **Aproveite cada momento**
  Ser mãe é uma experiência incrível, mas também é desafiadora. Curta cada momento com seu bebê.

- **Cuide de si mesma**
  Lembre-se de cuidar de si mesma também. Faça exercício, coma bem e faça coisas de que você goste!

- **Não tente fazer tudo sozinha!**
  É perfeitamente aceitável pedir ajuda quando precisar. Você terá tempo para se cuidar e recarregar suas energias.

DESVENDANDO MITOS:
SIGILO MÉDICO EM ABORTAMENTOS

Quando uma mulher está grávida e surge um quadro de sangramento, é preciso ir a um serviço de emergência: pode ser que ela esteja sofrendo um aborto. Contudo, muitas mulheres relatam que têm medo de procurar o serviço; temem ser ameaçadas pela suspeita de serem responsáveis pelo quadro de abortamento. Chegam a ficar com medo de que o profissional de saúde chame a polícia! Assim, por medo, muitas mulheres com sangramento só procuram o serviço de saúde quando já estão com muita hemorragia ou com infecção. É preciso deixar claro: nada justifica que um profissional de saúde quebre o seu compromisso de sigilo diante de uma emergência; a saúde da paciente vem em primeiro lugar. Os profissionais de saúde devem pautar sua atuação pela confiança e pela ética. Mesmo que a paciente tenha provocado o aborto, ela será protegida pelo médico. Portanto, a mulher não deve ter medo de procurar o serviço de saúde assim que notar sangramento ou sinal de infecção. Essas ainda são algumas das causas principais de morte materna e podem ser evitadas.

DRA. FÁTIMA RESPONDE:

A camisinha ficou dentro de mim! Como tirar?

Normalmente, numa relação sexual, a ereção fará com o que o pênis tenha a firmeza necessária para manter a camisinha bem ajustada. Mas, se depois da ejaculação o pênis amolecer um pouquinho mais rápido, pode acontecer: o homem sai e o preservativo fica! O que fazer?

Primeiro, não é para ficar desesperada e não adianta fazer malabarismo. Respire e, delicadamente, tente se tocar e retirar o preservativo. O próprio parceiro pode ajudar nesse processo. Caso não consiga, nem você nem o parceiro, aí você deve ir a um profissional para tirar. E sempre que isso acontecer, lembre-se de fazer a proteção necessária: a pílula do dia seguinte para prevenir gravidez e medicação para evitar ISTs (infecções sexualmente transmissíveis). Em caso de risco de infecção pelo vírus HIV, você pode recorrer à PEP (Profilaxia Pós Exposição), que é feita com medicamentos antirretrovirais capazes de impedir o vírus de se estabelecer no organismo.

4 DICAS PARA CUIDAR DAS CALCINHAS

Você sabe quais são os cuidados principais que você deve tomar com a sua roupa íntima?

Prefira tecidos respiráveis

Algodão é ótimo para a transpiração da virilha.

Lavar com sabão neutro

Enxágue abundante é essencial para tirar todo e qualquer resíduo do produto.

Se for lavar durante o banho, **não deixe secar o box do banheiro**. O ideal é deixar em um lugar bem ventilado.

FIQUE DE OLHO NO CORRIMENTO.
É normal uma manchinha branca ou amarelada, assim como o cheiro de suor no final do dia.

DESVENDANDO MITOS:
TESTOSTERONA

Você sabia que o corpo feminino também possui testosterona? Apesar de ser uma substância muito mais associada ao sexo masculino, a testosterona também está presente no organismo feminino, só que em quantidades menores. E pode acontecer de que os níveis de testosterona na mulher estejam ainda mais baixos do que o normal. Por isso, algumas mulheres podem se beneficiar da reposição desse hormônio, principalmente quando têm queixas relacionadas à diminuição da libido e da energia corpórea. Sempre sob a avaliação e acompanhamento médico.

DRA. FÁTIMA RESPONDE:

O que fazer se o OB ficar preso?

Você está menstruada e pretende colocar o absorvente interno. O primeiro cuidado: retirar todo o plástico que o envolve. Já tive muitas pacientes que foram inserir o absorvente interno e não tiraram totalmente.

E se na hora de tirar ele ficar preso, o que fazer? Muita calma nessa hora! Respire, nada de ficar pulando ou se mexendo na tentativa de tentar expulsar o absorvente. Tente tirar com o dedo, delicadamente. Se você ficar empurrando muito, ele pode ficar atravessado e aí é que você não consegue tirar mesmo. E se isso acontecer, vá logo até o ginecologista. O absorvente tem que ser trocado a cada quatro horas e você não deve dormir com ele.

ALIMENTOS QUE PIORAM A TPM

1. **Cafeína:** bebidas com altas doses de cafeína são estimulantes e estão associadas à insônia, alteração de humor e irritabilidade.
2. **Sal:** A retenção de líquido durante essa fase é mais acentuada e os alimentos processados são ricos em sódio. O próprio sal piora esse cenário.
3. **Açúcar:** Os alimentos ricos em açúcares ajudam na irritabilidade e depressão durante esse período.
4. **Inflamatórios:** alimentos considerados "inflamatórios" são aqueles que possuem um alto índice glicêmico e são ricos em gorduras trans, fazendo com que o sistema imunológico passe a produzir substâncias pró-inflamatórias. Incluem-se frituras,

alimentos industrializados e cheios de aditivos e carnes vermelhas.

DESVENDANDO MITOS:
PREVENÇÃO AO HIV

O Brasil alcançou grandes vitórias na luta contra a Aids, a Síndrome da Imunodeficiência Adquirida. O controle da epidemia no Brasil se tornou uma referência mundial. Mas a gente não pode se enganar: o vírus que provoca a Aids ainda circula por aí e para controlá-lo, é necessária uma rotina cuidadosa de saúde que inclui o uso contínuo de medicamentos. Melhor mesmo é não contrair esse vírus.

Por isso, é bom você conhecer todas as formas de prevenção. O uso do preservativo é a principal, para todas as ISTs (Infecções Sexualmente Transmissíveis). Mas se você bobeou e fez sexo desprotegido, ou a camisinha se rompeu, existem outras formas de prevenção ao HIV.

PEP: é a sigla para Profilaxia Pós-Exposição. São medicamentos antirretrovirais que devem ser usados diariamente por 28 dias. A PEP precisa ser iniciada em até 72 horas após a situação de risco, quanto mais cedo, melhor! E os medicamentos são oferecidos gratuitamente pelo SUS.

PrEP: é a Profilaxia Pré-Exposição. São medicamentos preventivos que devem ser tomados por pessoas em situação de vulnerabilidade à infecção por HIV. Por exemplo: pessoas que fazem uso da PEP repetidas vezes, que deixam de usar o preservativo frequentemente, trabalhadores do sexo ou pessoas que apresentam histórico de vários episódios de ISTs. A PrEP também é acessível pelo SUS.

DRA. FÁTIMA RESPONDE:
Até que idade a mulher pode ou deve fazer o Papanicolau?

De acordo com o Ministério da Saúde, mulheres entre 25 e 64 anos que já tiveram atividade sexual devem fazer o exame preventivo de câncer do colo do útero, o Papanicolau. Em alguns países, a partir do momento em que a mulher atingir 65 anos e tiver três citologias normais, não é necessário mais fazer esse exame. Mas é importante que a gente individualize a questão, entendendo cada mulher como única. Uma mulher que se sinta mais segura fazendo esse exame, mesmo que tenha passado dessa faixa etária, pode fazer.

8 DICAS PARA CUIDAR DA VULVA NO FRIO

Você já deve ter ouvido falar que ficar muito tempo com biquíni molhado é um fator de risco para candidíase no verão. Calor e umidade podem favorecer a proliferação de microrganismos. E no inverno? Você já parou para pensar nos cuidados que deve ter com a vulva nos dias mais frios? Veja algumas dicas:

1. Evite roupas muito apertadas. Em geral a gente põe muita roupa e a vulva fica mais abafada;
2. Use calcinha de algodão;
3. Durma sem calcinha;
4. Hidrate-se bem;
5. Não segure a urina, faça xixi sempre que sentir vontade;
6. Evite papel higiênico colorido, perfumado, muito áspero ou daqueles que esfarelam e grudam. Eles podem irritar a mucosa e favorecer infecções;
7. Evite sabonetes perfumados, dê preferência a sabonetes líquidos, que têm um pH mais adequado;
8. Evite ao máximo os absorventes diários, porque a sua vulva tem que respirar.

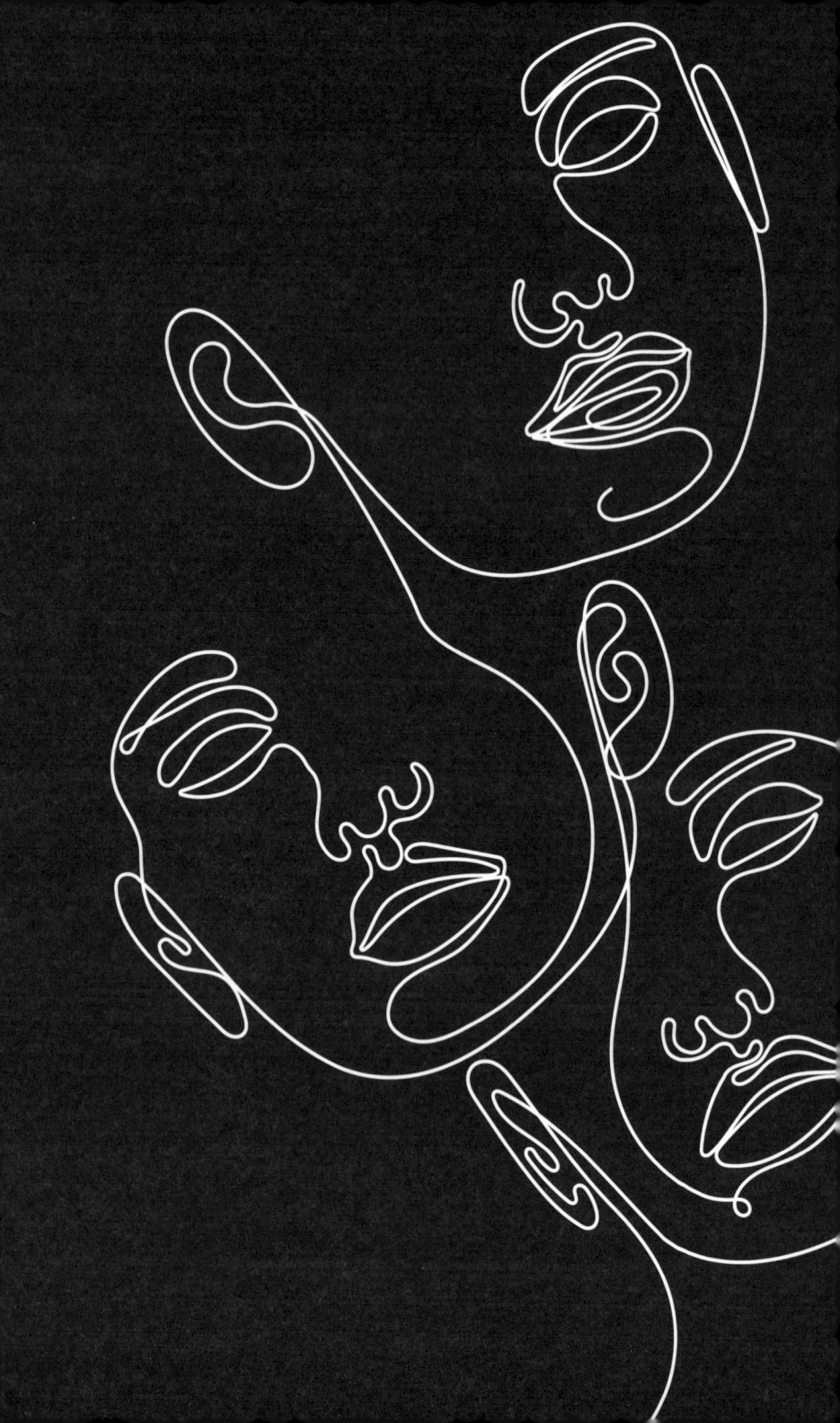

PARTE II

SEXUALIDADE

**VIVA O DESEJO
E O PRAZER COM
LIBERDADE,
RESPEITO MÚTUO
E LEVEZA**

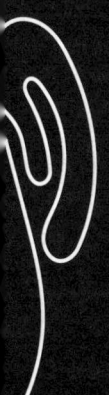

5 CURIOSIDADES QUE VOCÊ PRECISA SABER SOBRE O CLITÓRIS

1. É um órgão com a **função única de prazer;**
2. Possui mais de **8 mil terminações nervosas;**
3. Seu mapeamento ocorreu apenas em **2009;**
4. O que você vê é apenas a parte externa; a maior parte dele está **escondida internamente;**
5. Ele fica **ereto**, aumentando até **3 vezes de tamanho.**

DESVENDANDO MITOS:
PRECONCEITOS QUE ENVOLVEM SEXO

Falar sobre sexo era um tabu para mulheres até pouco tempo atrás, criando mitos prejudiciais. Esses mitos persistem devido à falta de informação, mas é crucial desmistificá-los. Veja os mais comuns:

♦ **Orgasmo só é possível com penetração**
Aqui está um grande mito. Na verdade, a grande maioria das mulheres atinge o orgasmo por meio da estimulação clitoriana, com penetração ou não.

♦ **Tamanho do pé ou da mão reflete no tamanho do pênis**
Estudos científicos mostram que o tamanho das mãos, pés ou nariz não está relacionado ao tamanho

do pênis. Não há correlação entre mãos pequenas e pênis menores, ou vice-versa.

◆ **Ter relações com frequência pode "alargar" a vagina**
Claro que não, na verdade é o contrário! Quanto mais relações sexuais, mais tônus muscular a vagina e toda a região adquire.

◆ **O rompimento do hímen indica perda da virgindade**
O hímen é uma membrana que reveste a abertura da vagina. Sua ruptura pode ocorrer durante a penetração, mas também por outros motivos, como quedas de bicicleta na infância. A virgindade, portanto, está muito mais relacionada ao início da vida sexual do que à integridade do hímen.

◆ **Preliminares não fazem diferença**
Fazem sim, e muita! Investir em preliminares de qualidade promove uma melhor lubrificação vaginal, resultando em uma experiência sexual mais prazerosa.

DRA. FÁTIMA RESPONDE:

O que é um pênis grande?

A média do pênis é em torno de 11 a 13, 14 cm, em ereção. Mede-se da base do osso da pube até a ponta da glande. Um pênis grande em geral é um que tenha mais do que 17 cm. Nem todas as mulheres gostam de pênis grande, porque às vezes, durante a relação pode bater no fundo do útero, no fundo da vagina e pode dar um pouco de dor. E há, também, aquelas pessoas que não se interessam tanto pelo comprimento, mas pela grossura. Mas, particularmente, eu acho que não adianta nada um pênis grande, grosso... e que não saiba dar o prazer que a gente merece.

6 BENEFÍCIOS DO SEXO PARA A SAÚDE:

1. Fortalece o sistema imunológico;
2. Alivia o estresse;
3. Reduz o risco de câncer de próstata;
4. Auxilia no bom funcionamento do coração;
5. Melhora a qualidade do sono;
6. Reduz a pressão arterial.

DESVENDANDO MITOS:
O PRAZER FEMININO

MITO

Quando se tem orgasmo sai líquido sempre.
Toda mulher precisa de penetração vaginal para atingir o orgasmo.

Mulheres sentem prazer apenas no clitóris.
Todas as mulheres atingem o orgasmo da mesma maneira.
O orgasmo é sempre intenso.

VERDADE

Toda mulher pode ter um orgasmo.
As mulheres podem ter orgasmos múltiplos.
A mulher demora mais do que o homem para atingir o orgasmo.
A autoestima interfere no orgasmo.
Orgasmo faz bem para a saúde.

DRA. FÁTIMA RESPONDE:

Vinho aumenta a libido e o prazer?

Para os amantes da bebida, uma boa notícia: sim, o vinho potencializa a libido! Isso acontece por duas razões principais. A primeira é que o vinho – especialmente o tinto – possui mesmo propriedades afrodisíacas. Isso porque esse tipo de vinho é rico em polifenóis que, devido à fermentação das uvas, são poderosos antioxidantes e indutores de hormônios como a testosterona, também responsável pelo aumento da libido.

Além disso, ele aumenta a circulação sanguínea e a capacidade de relaxamento, o que é fundamental para que haja mais liberdade e desinibição durante o sexo. Mas, não custa lembrar: o consumo de álcool precisa ser feito com muita responsabilidade. A ingestão excessiva de álcool, além de maléfica para a saúde como um todo, elimina todos os benefícios mencionados. Cuidado: álcool demais, sexo de menos!

4 REAÇÕES COMUNS AO ORGASMO

Chorar. Além de ser o ápice do prazer sexual, o orgasmo também representa uma perda momentânea de controle. Algumas mulheres podem, sim, cair no choro após o orgasmo e isso não quer dizer que estejam tristes. Dependendo da intensidade e do tipo de orgasmo, a reação do corpo feminino é muito sentimental. A mulher chega a um nível de emoção tão forte que as lágrimas acontecem involuntariamente.

Soltar gases. É uma reação super comum. Isso acontece porque, geralmente, as pessoas costumam soltar pum quando estão completamente relaxadas. Às vezes, a mulher já estava com gases, mas não havia percebido. Quando chega ao clímax, o relaxamento do corpo libera o esfíncter e, assim, ocorrem as flatulências. É algo comum e sem motivo para vergonha.

Fazer xixi. Ao se estimular para chegar ao orgasmo, a mulher pode acabar estimulando também a uretra. Este movimento pode fazer com que saia um pouco de urina e isso também é absolutamente normal.

Sensação de desmaio: Se você já experimentou essa sensação, sabe do que estou falando. Saiba que essa sensação pode acontecer por diversos fatores. Um deles é devido à concentração do cérebro para que a mulher aproveite mais o orgasmo. Com isso, algumas áreas acabam diminuindo a atividade durante o clímax, levando a uma leve sensação de desmaio.

> **RAPIDINHA**
> Menstruação: cheguei!
> Estômago: queria tanto um docinho.
> Intestino: vish, tô solto!
> Útero: vou te dar cólica.
> Vulva: que tesão!

DESVENDANDO MITOS:
A PERDA DA VIRGINDADE

Mito
A mulher virgem deve sangrar na primeira relação.

Verdade
Não, isso não está certo! Vamos falar sobre as causas, cuidados e desmistificar a ideia de que sangrar na relação está relacionado apenas à virgindade.

DRA. FÁTIMA RESPONDE:

Como saber se minha libido é mais alta do que o normal?

Primeiro de tudo, é sempre importante ressaltar que cada pessoa é única – o mesmo vale para a libido. De algumas mulheres pode ser mais alta e de outras mais baixa, e não tem problema nenhum nisso a menos que prejudique o seu bem-estar. Falando especificamente da libido mais alta, ela se torna um problema quando o desejo constante afeta o seu dia a dia e as suas relações. Quando isso acontece, deixa de ser algo saudável e passa a ser uma compulsão. Nesses casos é necessário procurar ajuda.

5 MENTIRAS QUE OS FILMES PORNÔ CONTAM

De acordo com uma pesquisa conduzida pela Universidade de Plymouth, no Reino Unido, e pelo UK Safer Internet Centre, um em cada três jovens admitiu que a pornografia teve impacto em seus relacionamentos. Mas, será que dá para levar a sério as performances mirabolantes dos filmes pornô? Confira cinco mentiras contadas pelos filmes pornográficos.

1. **Posições absurdas**, que ignoram o desconforto na coluna, a dificuldade de penetração para algumas mulheres e as dificuldades relacionadas ao

tamanho do pênis em alguns casos. Além disso, nunca mostram os efeitos do cansaço.
2. **Locais improváveis.** Nesses filmes, qualquer ambiente se torna ambiente para cena de sexo: elevadores, escadas, escritórios. Ignoram-se desconfortos como chão duro, degraus, ou a possibilidade de serem pegos a qualquer momento pelo chefe.
3. **Sempre pronto para o sexo.** Nos filmes, parece que o sexo pode acontecer a qualquer momento, mas na vida real não é bem assim. É verdade que os homens tendem a se excitar mais rapidamente que as mulheres, mas ambos podem experimentar ansiedade e precisar de um pouco mais de tempo para a excitação. Para as mulheres, o estímulo prévio é fundamental.
4. **Falta de preliminares.** Na vida real, é praticamente impossível que uma mulher tenha uma experiência sexual satisfatória sem preliminares adequadas. A estimulação sensorial é crucial para a lubrificação feminina. E até o homem precisa de um estímulo prévio.
5. **Oral profundo.** Protagonistas de filmes pornô são retratados como capazes de realizar o melhor sexo oral do mundo sem qualquer desconforto. Mas nem todas as mulheres conseguem isso.

DESVENDANDO MITOS:
SERÁ QUE TRANSAR COM A BEXIGA CHEIA PROPORCIONA MAIS PRAZER?

É comum que o homem tenha ereção logo pela manhã ao acordar; quando ele ainda está com a bexiga cheia. E esse fato não o incomoda. Só que isso não acontece com as mulheres. Nosso aparelho genital é composto pela vagina, vulva e útero, localizado exatamente no fundo da vagina. E, na frente do útero, fica a bexiga, que se comunica com a parte externa pela uretra. Se houver penetração com a bexiga cheia, haverá mais pressão sobre esse órgão, o que pode causar dor durante a relação ou até dar cistite traumática pós-relação. Então, aí vai a dica: um xixizinho antes e um xixizinho depois.

DRA. FÁTIMA RESPONDE:

Posso usar vaselina como lubrificante?

Não, vaselina e camisinha não são uma boa combinação. Feita à base de petróleo, a vaselina pode causar ruptura do látex do preservativo. Além disso, o petróleo pode ser alergênico e facilitar o surgimento de irritações e até infecções na região íntima. Mas em qualquer farmácia você pode encontrar ótimos lubrificantes à base de água, aproveite!

5 DICAS PARA TER AS MELHORES PRELIMINARES DA SUA VIDA

Que as preliminares são muito importantes acho que todo mundo sabe, mas é sempre bom lembrar que elas não se resumem a apenas fazer um bom sexo oral.

1. **Prepare o ambiente** – antes mesmo de pensar no contato íntimo, é interessante preparar o ambiente, pois o local influencia na hora do sexo.
2. **Tomem um banho juntos** – por mais simples que pareça, tomar um banho juntos antes da transa aumenta a intimidade.
3. **Mande mensagens provocantes ao longo do dia** – quando tiver um tempinho livre no trabalho, mande aquelas mensagens provocantes, expressando o seu desejo. As preliminares não precisam começar apenas em casa.
4. **Não esqueça do beijo!** – O beijo de língua não pode ser ignorado. Aposte em beijos demorados e quentes.
5. **Experimente não tocar.** Também dá pra provocar sem a presença de toques: basta falar coisas no ouvido do parceiro quando estiverem se relacionando.

DESVENDANDO MITOS:
SQUIRTING

Você já ouviu falar em ejaculação da mulher? Não, a mulher não ejacula. Mas existem mulheres que, quando têm uma estimulação genital, podem ter o chamado esguicho ou "squirting". Ainda não se tem uma definição sobre o que provoca esse esguicho. Pode ser uma eliminação de líquido de duas glândulas que existem ao lado da uretra, as glândulas de Skene. Não é urina, mas um líquido transparente e sem cheiro produzido por essas glândulas. Só que esse esguicho é raro, a maioria das mulheres não tem. E é importante que ninguém fique procurando por esse esguicho. Para ser bom, o sexo não precisa dele.

DRA. FÁTIMA RESPONDE:

Quantas vezes por semana um casal deve ter relações sexuais?

A dúvida sobre a frequência sexual é muito comum, mas a verdade é que não existe um número certo ou errado. O ideal varia de casal para casal, sendo a qualidade mais relevante do que a quantidade.

É fundamental que ambos desfrutem de prazer nas relações sexuais. O sexo satisfatório ocorre quando ambas as partes estão motivadas, sem pressões ou obrigações.

Por fim, é importante lembrar que o sexo não apenas contribui para a saúde, mas também fortalece o vínculo entre parceiros. No entanto, lembre-se sempre de dar prioridade à qualidade em vez da quantidade, combinado?

4 COISAS PARA VOCÊ SABER SOBRE O PÊNIS

Compreender as particularidades do órgão masculino, indo além da preocupação com seu tamanho, é fundamental para cultivar uma vida sexual mais plena, beneficiando homens e mulheres.

- **Não aumenta nem diminui durante a vida.**
  O órgão **não muda após atingir tamanho adulto**, geralmente aos 18 anos. Cirurgias para aumentar o pênis, inclusive em casos de micropênis, têm ganhos limitados e riscos significativos, como instabilidade, restrição na penetração e impactos na vida sexual.

- **O pênis pode "quebrar"**
  O órgão, mesmo sem ossos, pode se lesionar nas cavidades cavernosas ao ser dobrado rapidamente, comum durante relações sexuais, especialmente quando a mulher está por cima. Uma ereção rígida pode resultar em lesões graves, como rupturas visíveis devido à hemorragia, acompanhadas por dor intensa.

- **Podem acontecer ereções e orgasmos noturnos**
  Durante cerca de 20% do tempo de sono, os **homens experimentam ereções**, principalmente durante o sono REM, que é o estágio dos sonhos. Essas ereções, que **duram de 30 a 40 minutos cada,** muitas vezes passam despercebidas até que o homem desperte durante a noite, por exemplo, para urinar.

- A **cabeça** é a parte **mais sensível**
  A glande, conhecida como a **cabeça** do pênis, se destaca por ser a parte mais sensível do órgão masculino. Por esse motivo, a região requer **estímulo cuidadoso**. Toques intensos e fricção forte podem resultar em desconforto, superando a sensação de prazer.

DESVENDANDO MITOS:
EM LONGO PRAZO, TADALAFILA E OUTRAS SUBSTÂNCIAS DEIXAM O CARA BROXA?

A tadalafila é uma droga facilitadora da excitação. Ela é um auxiliar e não atrapalha a capacidade de ereção, mesmo se usada muitas vezes. Mas há, sim, algumas substâncias que podem broxar. Como o álcool, por exemplo. No começo ele pode ser excitatório, mas dependendo da dose ele atrapalha a performance sexual. Existem, também, alguns medicamentos, como remédios para a pressão e antidepressivos, que provocam uma diminuição da ereção, dependendo da dose e do tempo de uso. E, ainda, drogas não lícitas, como ecstasy e maconha, podem prejudicar a sua vida sexual. Então, evitar drogas e usar medicamentos apenas com acompanhamento médico é uma boa medida para quem quer ficar com o sexo em dia.

DRA. FÁTIMA RESPONDE:

Como aguentar ficar por cima sem cansar?

Nessa posição, chamada cavalgada, o homem fica deitado, e a mulher por cima. Existe a cavalgada anterior, na qual a mulher fica olhando o homem – e isso é muito importante, para ter contato visual – e a cavalgada posterior. Quando o homem vê a nádega, as costas, o cabelo, a nuca, é extremamente excitante. Como fazer essa posição sem se cansar? Muita calma nessa hora! Pode cansar um pouquinho mais, e sexo também precisa de um pouquinho de atividade física. Você vai ficar um pouco mais cansada. Mas, olha, vai valer tanto a pena. Vai devagar, curta, dá uma paradinha, respira... Contato, palavras, toque, cada uma vai achar o seu jeitinho. E não vai ser por cansaço que você vai deixar de fazer uma posição que te dá tanto prazer.

> **RAPIDINHA**
> Clitóris parece nome de filósofo grego. Como dizia Clitóris... "se não sabes onde estou, de nada saberás".

3 ERROS COMUNS E QUE DEVEM SER EVITADOS NO SEXO ANAL

- **Usar anestésicos para a penetração**
  O sexo anal é associado com dor, por isso, muitas pessoas acabam recorrendo a anestésicos em pomada (como xilocaína) para tentar a penetração. Só que essa escolha pode trazer muitos perigos. A pessoa pode ter uma penetração mais profunda (do que a ideal) e se machucar. O indicado é sempre o uso de lubrificantes a base de água.

- **Usar a mesma camisinha para o sexo anal e vaginal.**
  Decidiram mudar o tipo de sexo e passar para o vaginal? Hora de trocar a camisinha! Independentemente de qual seja a relação sexual, o uso do preservativo é sempre indicado. Mas, no sexo anal a atenção precisa ser redobrada.

- **Tentar fazer sexo anal de quatro na primeira vez.**
  Essa posição é indicada para penetrações profundas e não para uma primeira vez, que exige muita calma

e uma delicadeza extra. Lembre-se que essa posição é sempre vendida como uma ótima ideia pela pornografia, mas na prática não é assim que funciona para as primeiras vezes.

DESVENDANDO MITOS:
É VERDADE QUE A MASTURBAÇÃO PODE DESENVOLVER CÂNCER?

Não, de jeito nenhum! Esses mitos que envolvem a masturbação são construções sociais repressoras. Os homens também sofreram essa repressão, em certa medida: dizia-se que masturbar criava pelo na mão, que levava ao inferno... Não se preocupe: você pode se masturbar, sozinha ou acompanhada.

DRA. FÁTIMA RESPONDE:

É seguro usar plug anal?

Existem vários modelos de plug anal. O importante é que o seu uso seja algo combinado entre o casal. Se quer usar, use para você, não para o outro. E, se usar, que haja consentimento e limites estabelecidos. É importante que você saiba que não há risco desse dispositivo ficar preso, ele é seguro, ao contrário de outros objetos...

3 DICAS PARA MELHORAR O SEXO ANAL

Sexo anal: é mania nacional! Mas as pessoas têm medo de ter sexo anal. Às vezes tem vontade, mas tem medo, acham que o sexo anal é uma prova de amor que vai ser dada, uma prova de confiança, uma prova de sexualidade.

1. Você vai ter sexo anal se você tiver vontade, se você quiser. A região anal é muito erotizada também.
2. Usar preservativo.
3. Muita, muita, muita lubrificação. E usar um lubrificante que não seja à base de óleo, porque senão vai romper a camisinha e pode contrair alguma infecção sexualmente transmissível. E também no sexo anal não ir tudo de uma vez, ir devagar, muita calma nessa hora. E quando tiver o sexo anal, jamais ter o sexo anal e depois o vaginal. Trocar a camisinha, lavar esse pênis. Para depois ter o sexo vaginal. Então, se você quer tentar, procurar, explorar, tem intimidade, faça isso se quiser. Mas, para você, não para o outro.

DESVENDANDO MITOS:
É POSSÍVEL SE EXCITAR COM ALGUNS APARELHOS NA ACADEMIA?

Nós mulheres, somos muito táteis, enquanto os homens são mais visuais. Toda a região do clitóris é muito erotizada. Se estiver fazendo algum exercício, como bicicleta, que tenha muito contato com o clitóris, você pode ficar excitada sim. Há um filme de um grande produtor brasileiro em que a mulher se excita com a máquina de lavar. Pode acontecer. Mas ter sexo com alguém que você tem uma relação de vínculo, ou até mesmo com um vibrador, num ambiente confortável, é sempre muito mais legal. Mas a excitação é do ser vivo.

DRA. FÁTIMA RESPONDE:

Sentir dor no sexo pode ter ligação com a idade da mulher?

Uma coisa que não combina: dor e sexo. Isso não combina. Se você tem dor na relação, vá rapidinho a um profissional de saúde. O que pode às vezes ocorrer é que a mulher após a menopausa ou até mesmo a mulher jovem, com o uso de alguns tipos de pílula anticoncepcional, pode ter uma diminuição da lubrificação. Às vezes, com o passar da idade, pode haver um pouquinho mais de dor, porque há uma diminuição da lubrificação. Mas, olha, isso tudo tem tratamento, tem lubrificante, tem cremes hormonais, tem terapia de reposição hormonal, tem as chamadas energias – como, por exemplo, o uso de laser e radiofrequência, que podem modificar a sua vida. Então, dor e sexo não combinam. E tem jeito!

CONHEÇA O SEXO TÂNTRICO

O sexo tântrico vem de uma prática milenar hindu, na qual o sexo não é focado apenas na penetração vaginal, mas numa conexão mais abrangente e intensa. O casal pode começar a relação apenas olhando um para o outro para sintonizar os ritmos da respiração. É importante apurar os sentidos: a visão, o olfato, tato, paladar. Por isso, no ambiente do encontro amoroso o casal pode colocar velas, frutas, perfumes e outros elementos que tragam sensação de bem-estar. O importante é que haja tempo para o encontro e esse tempo, vivenciado com calma, vai fazer muito bem para os dois. É um investimento na qualidade de vida sexual.

DESVENDANDO MITOS:
O HOMEM PODE TER ORGASMO SEM EJACULAR?

Normalmente, a ejaculação e o orgasmo no homem são fenômenos que acontecem ao mesmo tempo, mas podem não acontecer ao mesmo tempo. Por exemplo, um homem que fez cirurgia de próstata, ele pode ter o orgasmo e a ejaculação não acontecer; ele ter a chamada ejaculação seca. Outras vezes o homem faz uso de determinados medicamentos, como por exemplo, antidepressivos, que fazem a chamada ejaculação retrógrada. Vai para trás, vai para dentro da bexiga, e não pra dentro da uretra, saindo na hora do gozo. Outras vezes, também, o homem por práticas tântricas, consegue segurar a ejaculação; ele acaba tendo o orgasmo sem ter a ejaculação. Mas o que importa é que seja bom, que seja prazeroso para os dois.

DRA. FÁTIMA RESPONDE:

A ginecologista é capaz de saber se você é virgem?

O aparelho genital feminino é composto por várias partes. A externa é a vulva. No introito vulvar nós encontramos uma pequena membrana, que é o hímen. Ela é fina e pode se romper no início da vida sexual. Quando ela rompe, deixa pequenas cicatrizes, que são as chamadas carúnculas himenais. Então, o ginecologista, ao examinar uma mulher, é capaz de perceber se esse hímen está todo sem rotura ou se ele tem pequenas rachaduras. Há um tipo de hímen que não tem nenhuma abertura, que é o chamado hímen perfurado. Esse, em geral, precisa ser aberto, pois não deixa a menstruação sair. E há um tipo de hímen que nunca tem nenhuma rachadura, que é o chamado hímen complacente, que deixa passar. E também é importante saber que a grande maioria das mulheres quando começa a ter vida sexual não tem dor nem um grande sangramento. A ginecologista sabe.

Agora, um pênis não é capaz de saber se você é virgem ou não.

10 CURIOSIDADES SOBRE SEXO QUE TALVEZ VOCÊ NÃO SAIBA

1. O clitóris tem o dobro de terminações nervosas em relação ao pênis;
2. Os espermatozoides podem sobreviver até cinco dias dentro do corpo da mulher;
3. A mulher tem, em média, orgasmos de 20 segundos, enquanto no homem dura entre 5 e 22 segundos;
4. Estudos mostram que, em um orgasmo, o homem ejacula o equivalente a uma colher de chá (entre 2 ml e 5 ml);
5. E esse volume tem cerca de 10 calorias apenas;
6. As mulheres chegam ao orgasmo mais facilmente quando estão com os pés aquecidos, afirma uma pesquisa realizada na Universidade de Groningen, na Holanda;
7. Segundo um estudo da Universidade de Quebec, no sexo as mulheres queimam em média 3,1 calorias por minuto e os homens 4,2 calorias;
8. Camisinhas duram até dois anos, por isso é importante sempre ficar de olho na data de validade;
9. Durante a ejaculação, o sêmen sai do pênis a uma média de 45 km/h;

10. Nas mulheres, o orgasmo diminui o risco de doenças cardíacas, derrame, câncer de mama e depressão.

DESVENDANDO MITOS:
O PONTO G EXISTE MESMO?

Esse ponto G foi descrito pela primeira vez por um anatomista alemão e ele se situaria 3 cm para dentro, na parede anterior onde também é o clitóris. Não podemos nos esquecer que o clitóris vai lá para dentro com esse bulbo, não é apenas essa pontinha que se exterioriza. Nesse local, você sentiria na hora de tocar um prazer imenso. A estimulação desse ponto G faria com que a mulher tivesse uma eliminação de uma secreção, uma ejaculação feminina. O que é importante é que esse ponto G ainda não é uma unanimidade entre todos os ginecologistas e os anatomistas. E é importante que a mulher saiba disso e que ela não se perca nessa procura. Há tanta região erógena no corpo! A pele, as dobras, o toque, o beijo. Ao invés de tentar tanto procurar esse ponto G, trabalhar nessas outras coisas que fazem muito bem para a mulher.

DRA. FÁTIMA RESPONDE:

Ele ejaculou no meu olho. O que vai acontecer?

Acidentes acontecem! Você não vai ficar grávida, e também não vai ter conjuntivite por causa disso. O que fazer? Primeiro, muita calma nessa hora, pode arder um pouquinho, porque o esperma tem ácidos e outras substâncias que podem irritar. Então, é bom lavar apenas com água (nada de sabão, certo? Só água!). Em 24h, 48h pode ficar um pouco vermelho e depois vai melhorando. Se não melhorar, você também pode procurar um oftalmologista para prescrever algo que alivie.

10 COISAS QUE PODEM REDUZIR A LIBIDO

1. Questões hormonais, como, por exemplo, a redução dos níveis de testosterona e estrogênio;
2. Questões educacionais a respeito do que é certo ou errado na cama;
3. Dificuldades de relacionamento a dois;
4. Ansiedade e preocupação com a performance;
5. Uso de medicamentos como, por exemplo, anti-hipertensivos e antidepressivos;
6. Fadiga física e mental;

7. Redução do repertório (limitação do casal que não cria situações de erotização);
8. Desconhecimento do próprio corpo e daquilo que dá prazer;
9. Preconceitos em relação ao sexo;
10. Baixa autoestima.

DESVENDANDO MITOS:
A DISPAREUNIA

A dor durante o ato sexual, também chamada de dispareunia, é mais comum do que se imagina. Ela pode ser classificada em dois tipos – superficial ou profunda – e, em ambos os casos, as características da dor são as mesmas e se manifestam em forma de ardência ou como uma cólica muito forte. A condição afeta as mulheres e não é normal. As dores podem ser causadas por infecções, falta de lubrificação ou até mesmo por fatores psicológicos. Caso você sinta dor ou incômodo, é preciso procurar ajuda médica. Não guarde o problema para você, com tratamento você pode ter uma vida sexual satisfatória, sem sofrimento.

DRA. FÁTIMA RESPONDE:

Idoso transa?

Ah, idoso transa! Ao longo da vida, pode até diminuir a frequência das relações sexuais, mas frequência não significa qualidade. A Terceira Idade é o tempo de investir na intimidade: ficar junto, andar de mão dada, dizer palavras carinhosas, dar um presente fora de hora, fazer uma viagem para aproximar o casal ainda mais. E na relação sexual fazer descobertas de novas áreas de prazer. A ereção pode estar um pouquinho mais lenta, mas a relação pode estar mais aberta e criativa, inclusive com o uso de brinquedos sexuais.

5 POSIÇÕES ESTIMULANTES PARA A MULHER

Nós mulheres, temos, no introito da vulva, o clitóris, que é um órgão que existe apenas para dar prazer. Há posições que permitem mais fricção e maior prazer. Vamos experimentar?

1. **Papai-mamãe:** essa clássica posição estimula bastante porque tem contato visual, além de fricção no clitóris. E se a mulher estiver de perna fechada, esse contato vai ser ainda maior. Você também pode levantar as pernas e colocá-las no

ombro do parceiro. Ou colocar um travesseiro embaixo da nádega, para elevar mais o quadril.
2. **Posição de lótus:** os dois olhando um para o outro, com as mãos livres, que podem ser usadas para estimular o clitóris, seja com a mão mesmo ou um vibrador.
3. **De ladinho:** O parceiro fica com a mão livre para estimular, ou a própria mulher, com o dedo ou com o vibrador.
4. **Cavalgada:** Tanto a cavalgada de frente, a mulher olhando para o parceiro, ou de costas, ela também vai ficar com as mãos livre para o clitóris.
5. **Tesoura:** essa posição é especialmente prazerosa entre duas mulheres, permitindo maior contato.

DESVENDANDO MITOS:
É VERDADE QUE VIBRADOR PODE VICIAR?

Não! Isso é uma construção social, cultural, que faz a repressão dos corpos, sobretudo do corpo da mulher. A mulher se conhecer, se tocar e se estimular é pintado como algo dos demônios! Hoje existem vários vibradores, você pode usar um que se adapte a você. Sempre lembrando que o clitóris é um órgão que existe apenas para te dar prazer e tem mais de 8 mil terminações nervosas, todas elas pra te dar prazer. Use, abuse, conheça o seu próprio corpo e não tenha medo nem vergonha. Conhecer o próprio corpo é uma das grandes conquistas das mulheres.

DRA. FÁTIMA RESPONDE:

Como controlar a ejaculação e durar mais?

A ejaculação é considerada precoce quando o homem ejacula antes de dois minutos após ter colocado o pênis na vagina. É uma queixa importante dos homens, assim como nas mulheres. Como resolver? Primeiro: lidar com a ansiedade. Uma das causas mais importantes de ejaculação precoce é a ansiedade de desempenho. Conversar abertamente com a parceira pode ajudar, a intimidade é um santo remédio! Cuidado, também, com o abuso de álcool, que pode prejudicar a ereção ou provocar ejaculação precoce. E se o problema persistir, pode ser necessário buscar ajuda especializada. Ninguém precisa sofrer à toa.

5 FATOS QUE VOCÊ PRECISA SABER SOBRE SEXO NA MENSTRUAÇÃO

1. **A libido pode aumentar no período.** Embora geralmente atinja o ápice na ovulação, o início do

ciclo pode também impactar positivamente o desejo devido aos aumentos de estrogênio e testosterona. Mas é claro que isso depende de cada mulher.
2. **Aumenta o risco de contrair doenças.** Durante a menstruação o colo do útero fica ligeiramente mais aberto. Além disso, os vasos sanguíneos do endométrio também se dilatam, tornando a área sensível a infecções como HPV, HIV, hepatites B e C, gonorreia e clamídia. Por isso, não esqueça nunca o preservativo.
3. **O sexo alivia os sintomas menstruais.** As relações sexuais liberam endorfina e serotonina, substâncias relacionadas ao prazer e bem-estar. Essas também possuem propriedades analgésicas, ajudando a reduzir as cólicas e a melhorar o humor.
4. **O sangue pode funcionar como um lubrificante natural.** O fluxo menstrual pode facilitar o deslize do pênis, mas apenas temporariamente. À medida em que a relação avança, o sangue seca e a chance de a mulher sentir dor e desconforto e até sofrer fissuras vaginais é grande. O ideal é usar lubrificantes à base de água vendidos na farmácia, que reduzem o atrito sem romper o látex do preservativo.
5. **O sexo pode encurtar o período menstrual.** Isso ocorre porque o orgasmo provoca contrações uterinas, facilitando a saída do sangue e reduzindo a duração da menstruação.

DESVENDANDO MITOS:
TAMANHO É DOCUMENTO?

A preocupação com o tamanho do órgão sexual masculino persiste. Conforme a Sociedade Brasileira de Urologia, um pênis considerado normal tem uma medida de sete a 17 cm quando ereto. É importante ressaltar que potência e tamanho não mantêm uma relação proporcional. Por esse motivo, a preocupação de não satisfazer a parceira por achar o membro pequeno não tem fundamento.

DRA. FÁTIMA RESPONDE:

Por que eu tenho mais tesão no período fértil?

O homem é muito menos cíclico do que nós, mulheres. Tem a testosterona igual, no mês inteiro, e igual ao longo da vida. Já, nós, mulheres, somos cíclicas ao longo do mês e da vida. Na gravidez, na amamentação, na menopausa modificam-se as taxas hormonais, e durante o ciclo menstrual também. Por exemplo: quando acaba a menstruação está baixinho o estrógeno. Então, o nível desse hormônio, que é um grande incentivador da sexualidade, começa a subir, e tem um pico lá pelo período fértil. Assim, realmente no período fértil a gente tem mais vontade de ter relação, e inclusive tem mais lubrificação. Portanto, com proteção (caso você não queira engravidar), curta o aumento do desejo, que é uma coisa muito boa.

4 POSIÇÕES PARA UM SEXO ORAL SEM DOR NO PESCOÇO

Sexo oral é sempre bem recebido, especialmente quando feito com vontade. Muitas mulheres conseguem alcançar o orgasmo dessa maneira, ao contrário da penetração. Isso ocorre devido à melhor estimulação do clitóris durante o sexo oral.

Embora seja extremamente prazeroso para quem recebe, a prática do sexo oral pode ser desconfortável para quem o realiza. Afinal, requer que o rosto fique encaixado em uma região baixa e apertada do corpo. Pensando nisso, separei algumas posições para melhorar essa experiência.

Estimulação invertida: experimente algo novo nas preliminares. Em vez do tradicional 69, deite-se de forma inversa, permitindo que você estimule a glande, o corpo do pênis e o saco escrotal. Para maior conforto, vocês podem deitar um sobre o outro.

Posição em pé ou sentado: considere ficar em pé enquanto seu parceiro está sentado. Essa posição facilita o acesso e pode ser especialmente interessante para quem gosta de uma dinâmica de submissão. Além disso, o contato visual pode ser bastante prazeroso para a maioria das pessoas.

O clássico 69: o clássico 69 pode proporcionar não apenas prazer, mas também conforto para ambas as partes. É importante focar não apenas em dar, mas em receber prazer.

Posição com os pés no chão: outra forma de alinhar a vagina com o rosto do parceiro (a) é ficar sentada na cama, com as pernas abertas, enquanto o(a) parceiro(a) se agacha à sua frente para realizar o sexo oral.

DESVENDANDO MITOS:
O ANTICONCEPCIONAL TIROU A MINHA LIBIDO

O anticoncepcional pode reduzir a libido, assim como outros medicamentos também: antidepressivos, medicamentos para estômago, medicamentos para pressão... existe uma série de medicamentos que podem interferir na libido e uma das queixas mais comuns nas mulheres é a diminuição do desejo sexual. Mas uma boa notícia: você pode mudar a fórmula. Temos várias fórmulas de pílulas anticoncepcionais que podem se adequar às mulheres. Então, é uma queixa que é real e você pode modificar mudando a pílula ou até mudando o método.

> **RAPIDINHA**
> Economize água. Tomem banho juntos.

DRA. FÁTIMA RESPONDE:

Ardência e coceira após a masturbação, o que posso fazer para aliviar?

Então você já está numa etapa mais avançada de autoconhecimento e aprendeu a se masturbar com a mão ou com um vibrador. Mas, às vezes, depois da masturbação, pode sentir uma pequena irritação. Não se preocupe, esse incômodo pode ser aliviado com água ou um pouquinho de chá de camomila.

5 DICAS PARA AUMENTAR A LIBIDO

- Investir na sua intimidade, na sua parceria;
- Ter fantasias;
- Ter boa saúde hormonal e mental;
- Não estar estressada;
- E se nada disso der certo, talvez você precise mudar de parceiro(a).

DESVENDANDO MITOS:
MASTURBAR DEMAIS PODE DEIXAR OS LÁBIOS CAÍDOS?

Não mesmo, isso é um mito! É sempre bom lembrar que cada vulva é única e tem o seu formato próprio. E a aparência externa dela não muda com a quantidade de masturbação ou de relações sexuais que você teve na vida! Assim como o pênis, a aparência da vulva é algo pessoal. Não existe certo ou errado, bonito ou feio. Existe você, com o seu corpo único e a sua sexualidade que merece viver plenamente.

DRA. FÁTIMA RESPONDE

O que é a assexualidade?

Algumas pessoas não se sentem atraídas por nenhuma das orientações sexuais. Elas não se entendem como homoafetivas, heteroafetivas ou bissexuais. Isso não significa uma queda de libido, é que realmente elas não se sentem atraídas sexualmente. Numa pesquisa realizada em 2017 pelo Programa de Estudos da Sexualidade do Instituto de Psiquiatria do Hospital das Clínicas da Faculdade de Medicina da USP (ProSex-IPq), 7,7% das mulheres brasileiras e 2,5% dos homens, entre 18 e 80 anos, declararam-se assexuais. Para as pessoas assexuais, viver sem sexo não gera sofrimento, pois é algo que lhes é inerente, não é uma doença. Algumas pessoas assexuais têm relacionamentos baseados apenas no vínculo afetivo, e tudo bem, se o casal está tranquilo em relação a isso. Mas, se você não é uma pessoa assexual e se relaciona com uma pessoa assexual, que o tipo de relacionamento seja combinado desde o início, para que não haja decepção e sofrimento.

AS 5 LINGUAGENS DO AMOR

- Palavras de afirmação;
- Toque físico;
- Presentes;
- Atos de serviço;
- Tempo de qualidade.

DESVENDANDO MITOS:
MULHER PODE BROXAR?

A mulher pode broxar. Pode broxar por várias razões. Mesmo que ela esteja com foco, que ela esteja presente na relação, podem acontecer várias coisas que a fazem broxar: ouvir coisas que não gostaria de ouvir, sentir cheiros ruins (tem que estar tudo muito limpinho, o hálito, a cueca limpa, tudo lá embaixo com cheiro normal...). Muita gente toma banho depois que transa, mas é importante tomar banho antes também. Beijo também é fundamental, mas tem que ser aquele beijo de língua bom, não aquela língua dura que quase sufoca, ou a língua mole, que te baba inteira... tem que ser um amor carnudo, um amor que rasga pano, que afaga, que aperta corpo... se não acontece, a mulher pode broxar sim! E se isso acontecer, para tudo, deixa para mais tarde, começa tudo de novo e, principalmente, não finja! Se dê o direito de dizer "não".

DRA. FÁTIMA RESPONDE:

A vagina pode ser pequena demais para transar?

A vagina é um tubo elástico, que mede mais ou menos oito centímetros e durante a relação ela aumenta dois centímetros, pois o útero sobe um pouco. De oito, já cresce mais ou menos para dez. O tamanho médio do pênis brasileiro é em torno de 12 a 14 centímetros. Quando você tem uma relação, na grande maioria das vezes existe um encaixe. Dificuldade para transar costuma ter mais a ver com falta de lubrificação ou travas emocionais, muitas vezes relacionadas à falta de informação. Por isso é importante a gente se conhecer, usar um espelhinho, se tocar, para modificar essa história.

O PODER DA AUTOESTIMA NA VIDA SEXUAL

- Maior confiança com seu corpo e suas habilidades;
- Melhor desempenho e satisfação sexual;
- Maior motivação para procurar e manter relacionamentos saudáveis;
- Desenvolvimento de uma imagem corporal positiva;
- Cultivo de uma atitude positiva em relação à sexualidade;

5 PERGUNTAS PARA APIMENTAR A SUA RELAÇÃO

É um desafio manter o desejo espontâneo numa relação de longa duração. Que tal você apimentar a relação? Comece fazendo algumas perguntas. Dentro de um contexto de sexo, de afeto, as respostas a essas perguntas podem modificar muito a sua relação. Você não quer experimentar?

1. Qual é a sua fantasia sexual?
2. Qual o lugar em que você nunca teve uma relação e gostaria de ter?
3. Qual a relação sexual de que você mais se lembra, que te deu mais prazer?
4. Qual é a posição em que você gostaria de ter relação?
5. Que música te leva à loucura?

DRA. FÁTIMA RESPONDE:

Só gozo com sexo anal. Isso é normal?

Você só tem prazer no sexo anal. Isso é um problema? Não. O ânus, a região do períneo, é extremamente enervada e erógena. Assim, no sexo anal, ocorre muito estímulo sexual no clitóris; na entrada da vulva; nessa região do períneo, que é entre o ânus e a vagina, e em volta do ânus. Existe, porém, uma construção social de repressão, que precisamos superar. Se você gosta de sexo anal, pratique. Tenho apenas algumas dicas fundamentais para o sexo anal. Primeiro: sempre usar o preservativo e nada de usar lá atrás e depois usar o mesmo na frente! Segundo: muita lubrificação. Terceiro: comece com uma posição confortável. Não vai já começar numa posição de quatro, que é muito profunda. Começa de ladinho, devagar... põe um pouquinho a cabecinha, espera mais um pouquinho, avança mais um pouquinho... Faça sempre que você quiser, e tenha também o direito de dizer "não".

DICAS PARA O SEXO NO BANHO

Quem é que já não viu uma cena de filme em que tem sexo no banho? Ah, que coisa ótima! No banho, no chuveiro, na banheira... Só que você tem que saber algumas coisas. Primeiro, você deve lembrar que a água não é um lubrificante... então, deve levar para dentro do box um lubrificante à base de água. Leve tudo o que você vai usar na hora, para não sair pingando pela casa, procurando camisinha. Lembre-se também que o espaço no chuveiro, em geral, é reduzido, então você não vai poder ficar variando muitas posições, fazendo malabarismos. O mais gostoso é o antes. É se ensaboar, se tocar. Ai que coisa boa! Aproveite!

DESVENDANDO MITOS:
LÁBIOS GRANDES ATRAPALHAM A RELAÇÃO?

A vulva tem os grandes lábios, que são pregas de pelo e os pequenos lábios, que são pregas sem pelos. Às vezes, esses pequenos lábios são grandes, são maiores do que os grandes lábios. Durante a relação, na hora em que vai ocorrer a penetração, eles podem incomodar. Às vezes, eles também podem aparecer sob uma roupa mais justa, uma roupa de ginástica. Hoje as mulheres podem ter a simetrização. E isso não significa apenas a procura de uma genitália infantil, existem muitas mulheres que se beneficiam com essa cirurgia.

RAPIDINHA
Dormir de conchinha pode melhorar a vida sexual.

DRA. FÁTIMA RESPONDE:

Tem que fazer chuca antes do sexo anal?

Quando as pessoas querem fazer sexo anal, quase sempre elas perguntam: "ai, mas será que está tudo limpo? Será que tenho que fazer a duchinha (a chamada chuca retal)?

Olha, há três coisas que são fundamentais para o sexo anal: comunicação, relaxamento e lubrificação, muita lubrificação. Isso porque o ânus, ao contrário da vagina, não tem fluidos naturais que o lubrifiquem.

Saiba que não é obrigatório fazer essa lavagem intestinal. Obrigatório é o uso do preservativo! Mas se a possibilidade de haver na região um resquício de fezes incomoda demais, faça essa limpeza com muito cuidado, para não se machucar. Na farmácia existem alguns modelos de ducha higiênica que podem ajudar.

Muito cuidado com o chuveirinho do bidê, pode ser difícil regular a pressão e a quantidade de água. Cuidado, também, com a temperatura dessa água, que não pode ser muito quente. Machucados nessa região podem aumentar o risco de infecções, inclusive de doenças sexualmente transmissíveis.

4 COISAS QUE VOCÊ NÃO DEVE FAZER NO SEXO

- **Deixar tudo com o(a) parceiro(a).**
  Nada de responsabilizar o outro pelo seu orgasmo, terceirizar o seu prazer. É preciso conhecer o seu próprio corpo, para saber o que te dá prazer. E conversar com o(a) parceiro sobre seus desejos e preferências.

- **Esquecer de usar a imaginação.**
  No sexo, não se deve prender a imaginação. Relaxe, deixe a criatividade aflorar!

- **Ficar em completo silêncio.**
  Frases e gemidos fazem parte do repertório do amor. Use expressões de carinho, ponha uma pimenta também, fale do que gosta e, também, do que não gosta.

- **Fazer cara de nojinho.**
  Não pode haver algo mais broxante na relação! Sexo é intimidade e liberdade, solte-se!

DESVENDANDO MITOS:
O ORGASMO FEMININO

O orgasmo é uma sensação de prazer, como se você tivesse aquela tensão acumulada, e depois dessa tensão, que vai excitando, excitando, você tem um relaxamento e uma liberação de endorfina, de dopamina, substâncias que dão prazer. Uma dica para você saber se chegou mesmo no orgasmo são alguns sinais físicos, como a aceleração da respiração e dos batimentos cardíacos. O que acaba acontecendo é uma sensação de plenitude. Na grande maioria das vezes, você nem tem vontade de começar tudo outra vez, e entra numa fase de relaxamento. Muitas mulheres perguntam se no orgasmo é para sair algum líquido; isso pode acontecer com uma porcentagem muito pequena de mulheres. Esse líquido é proveniente de uma glândula que tem do lado da uretra, a glândula de Skene. Lembre-se ainda que existe o orgasminho e o orgasmão, as sensações não precisam ser iguais sempre!

DRA. FÁTIMA RESPONDE:

Dupla penetração pode ser prejudicial à mulher?

Dupla penetração, ou seja, ser penetrada ao mesmo tempo na vagina e no ânus, é uma fantasia, um fetiche muito comum entre as mulheres. Mas sobre o qual, às vezes, elas têm medo ou vergonha de falar. Isso pode acontecer em um *ménage* à *trois*, com uma mulher e dois homens, desde que haja muita combinação entre os participantes. Mas pode acontecer também apenas com a mulher e a parceria: pode haver a penetração vaginal, com o pênis e a penetração anal com o vibrador ou o dildo. E hoje existe, também, a dupla penetração com a mulher sozinha, utilizando um vibrador que tem, ao mesmo tempo, a penetração vaginal, o estímulo clitoriano e a penetração anal, sempre com muito lubrificante. Muita calma nessa hora, usando a camisinha e com cuidado para não misturar: a camisinha que vai atrás não pode ir na frente, para evitar infecção.

O QUE PODE E O QUE NÃO PODE USAR PARA SE MASTURBAR

O QUE NÃO PODE

Nos anos de experiência em pronto-socorro, já vi todo tipo de objeto que se coloca dentro da vagina ou do ânus: caneta bic, desodorante, garrafinha de chá, pedaços de pau, lâmpada... e por aí vai. Quando você coloca alguma coisa inadequada na vagina, ela pode se machucar. No ânus, pode ser ainda mais grave, pois existe uma pressão que suga o objeto para dentro.

O QUE PODE

Você pode se masturbar com um toy, um brinquedo sexual, que também pode ser usado na região anal com muito lubrificante e camisinha. Há diversos modelos de vibradores para a masturbação vaginal. E para a estimulação anal também há um específico, que é o dildo. Ele é feito com uma espécie de "pescoço", que funciona como uma margem de segurança, impedindo que ele seja aspirado para dentro do ânus. O ânus é uma região extremamente estimulada. No homem, o dildo vai provocar um estímulo na próstata. E se a mulher usar, vai diminuir o canal vaginal e, com isso, a penetração vaginal fica mais prazerosa. Há dildos menores e maiores, com rabinho e rabão, com vibrador... e, principalmente, com segurança.

DESVENDANDO MITOS:
O DESEJO SEXUAL DA MULHER

O desejo sexual hipoativo é um dos problemas sexuais mais prevalentes nas mulheres. Para entender o que isso significa, você precisa saber que existem dois tipos de desejo: o espontâneo, que costuma existir nos dois primeiros anos de relacionamento, e depois desse período, o desejo responsivo, a excitação que ocorre em resposta ao estímulo da parceria.

Uma das maiores queixas no consultório é a diminuição do desejo espontâneo, que surge sem a necessidade da excitação física, bastando pensar no parceiro ou parceira. Quem já se apaixonou sabe do que estou falando!

Só que esse desejo espontâneo diminui com o passar do tempo, nas relações duradouras. Eventualmente ele volta se o relacionamento acaba e começa outro, ou no mesmo relacionamento, se o casal brigou e depois fez as pazes ou, até mesmo, quando acontece algo inusitado:

uma festa, uma viagem, uma surpresa excitante. Mas no cotidiano ocorrerá, na maioria das vezes, o desejo responsivo, como resposta ao carinho e estímulo físico feito pelo parceiro ou parceira.

Por isso, para estimular o desejo, é fundamental criar situações que favoreçam o encontro amoroso. Comece buscando estimular o desejo espontâneo já no café da manhã, com gestos de carinho e conversas afetuosas. Ao longo do dia, vale mandar mensagens provocantes. Mas tudo bem se a chama não acendeu. Você ainda tem o desejo responsivo. E a relação pode começar devagarinho, com toques e carícias que, aos poucos, vão aumentando a excitação. Lembre-se: não existe sexo sem fricção e sem fantasia.

DRA. FÁTIMA RESPONDE:

O autista pode ter uma atividade sexual?

A vida é feita de diversidades. E as pessoas em geral têm muita dificuldade para lidar com as diversidades, ainda mais na questão da sexualidade. Muitas vezes o autista nem sabe que tem direito à sua sexualidade, os familiares e as pessoas que convivem com o autista tendem a infantilizá-lo. Às vezes, nem mesmo os profissionais de saúde têm o aprendizado necessário para abordar a sexualidade do autismo.

Por isso, antes de mais nada, é preciso trazer esse assunto à discussão. O desconhecimento acaba reforçando preconceitos. O autista tem, sim, direito à sua sexualidade. Mas é comum que o autista fique limitado ao espaço privado. E, sem acesso aos espaços públicos, como ele vai desenvolver a afetividade, que é tão importante na sexualidade? As pessoas com as suas deficiências, com as suas diversidades neurológicas não precisam ficar invisíveis. Essas pessoas precisam participar dos espaços públicos para construir novas relações. Vamos conversar mais sobre isso, mas sempre com os ouvidos abertos e, principalmente, com o coração aberto, para ouvir e entender o outro.

6 CONSELHOS PARA A SUA PRIMEIRA VEZ

1. Você tem que estar a fim. Você tem que estar com vontade, de fato, não apenas deixar rolar. E você tem o direito de parar quando quiser, mesmo que a relação já tenha começado. Mudou de ideia? Pode parar, diga não!
2. É muito importante que você tenha um método anticoncepcional, que esteja protegida de uma gravidez indesejada.
3. Preservativo é obrigatório para prevenir infecções sexualmente transmissíveis.

4. Use algum lubrificante, à base de água. Pode ser que nessa primeira vez você ainda não esteja totalmente lubrificada, e o produto pode ajudar.
5. Invista nas preliminares. Não vá logo para a penetração, curta o momento com beijos, abraços e carinhos. Lembre-se de que a pele é o maior órgão do corpo e merece esse prazer.
6. Livre-se da ansiedade de desempenho, evitando as expectativas irreais. Ter orgasmo não significa necessariamente que você vai fazer uma viagem entre os planetas! Às vezes você tem um orgasminho, às vezes você tem um orgasmão. E tudo bem!

DESVENDANDO MITOS:
HOMEM TEM PONTO G?

Assim como nas mulheres, será que existe um ponto G nos homens? Ponto G não existe, mas nós sabemos que o homem tem uma região muito sensível que vai do final da bolsa escrotal até o ânus. Essa região é altamente excitável. Mas nós vivemos numa sociedade altamente machista; é muito difícil para o homem se deixar tocar nessa região. Também escuto das mulheres: "meu parceiro pediu para eu tocar o ânus... ah, ele deve ser gay". Puro preconceito. O corpo é infinito... desde que combinado na parceria, sempre com respeito pelo outro, é possível explorar novas formas de prazer.

DRA. FÁTIMA RESPONDE:

Perfume na ppk é uma boa ideia?

Cheiro de vagina, cheiro de vulva. Elas têm cheiro de quê? De vulva, claro! Será que existe necessidade de você perfumar? Não existe. Mas, se você quiser... às vezes, para fazer uma surpresa, algo diferente, tudo bem. Pode usar alguma substância que seja natural – por exemplo, óleo de coco ou óleo de semente de girassol. Mas evite produtos muito químicos, com cheiros fortes ou que provoquem aquecimento. O uso desses produtos pode resultar em irritações e até infecção urinária. Então, conheça seu corpo, valorize e saiba que homem gosta de cheiro de vulva.

5 FRASES CAPAZES DE BROXAR TODA MULHER

Essa é uma listinha para mostrar ao parceiro, dar boas risadas juntos e, depois, esquecer!

1. Meu pau está duro. Hoje tem?
2. Deixa eu chupar logo o seu clitóris!
3. Já tem 15 dias que a gente não transa. Assim não dá!
4. Hoje estou querendo. Tem?
5. Não precisa de cueca nova, o importante é o que tem dentro!

DESVENDANDO MITOS:
PROTEÇÃO NO SEXO LÉSBICO

Como qualquer outra relação sexual, o sexo de vulva com vulva também precisa ser protegido. Você pode usar uma lâmina de látex. Pegue um preservativo masculino, corte o anel que fica na ponta e, depois, corte-o no meio, longitudinalmente. O resultado será um retângulo de látex. Outra possibilidade é usar o plástico filme que se vende em supermercados para embalar alimentos. O importante é que sexo oral é sexo e pode transmitir ISTs (infecções sexualmente transmissíveis), principalmente na pessoa que faz o sexo oral. O mesmo cuidado deve existir no contato da mão com a vulva; as mãos e unhas devem estar bem limpas. E o mesmo cuidado de higiene deve haver com os sex toys. Esses cuidados de higiene são demonstrações de afeto, pense nisso.

DRA. FÁTIMA RESPONDE:

Posso ter relação sexual antes de ir ao ginecologista?

Poder ou não ter relações sexuais antes da ida ao ginecologista dependerá do objetivo da consulta. Se for para tirar dúvidas, trocar de pílula anticoncepcional ou outra razão que faça da consulta apenas um momento de conversa, a atividade sexual está liberada! Já em casos de exames ginecológicos intravaginais, podem existir algumas restrições. Nos exames preventivos, como o Papanicolau, a indicação é de que não ocorram relações sexuais nas últimas 48h antes da coleta. Em caso de dúvida, sempre converse com o seu ginecologista e peça as orientações que precisam ser seguidas antes da sua consulta.

5 SINAIS DE QUE VOCÊ ESTÁ CHEGANDO LÁ

1. Seu coração começa a bater mais rápido;
2. Sua respiração fica mais rápida;
3. Quer manter o estímulo ali;
4. Sua vagina e corpo começam a contrair;
5. Você sente uma onda de prazer.

DESVENDANDO MITOS:
SEXO ORAL NÃO É PRELIMINAR

Sexo oral não é preliminar; sexo oral é sexo! O que é preliminar é fala, é conversar, é um olhar, é um jogo de cabelo, é beijar, é abraçar, é tocar, isso é preliminar. Sexo oral é sexo. E como sexo, tem que ter preliminares, intimidade, prevenção, e claro, tem que ter vontade.

DRA. FÁTIMA RESPONDE:

Como fazer para voltar a ter libido após o parto?

Depois do parto, muitas vezes ocorre uma diminuição natural do desejo e da excitação. Existe uma questão hormonal: o hormônio da amamentação provoca uma diminuição da libido. Soma-se a essa questão hormonal o cansaço da mãe, exausta pelas demandas do recém-nascido, e mesmo a falta de tempo para o casal estar junto: entre mamadas, trocas de fralda e banhos, o bebê absorve enorme atenção dos pais. É muito importante que o casal converse sobre isso. Nos primeiros tempos com o bebê novinho em casa, a libido pode estar mais baixa. Mas o que faz falta mesmo é o namoro, a vontade de ficar junto. Não podemos genitalizar a sexualidade. Conversa, carinho e namoro são os melhores remédios para manter o vínculo entre o casal e resgatar a libido.

5 ERROS NO SEXO

DELE

1. Pular as preliminares;
2. Não gemer;
3. Achar que está em um filme pornô;
4. Só pensar no próprio prazer;
5. Não beijar.

DELA

1. Fingir orgasmo;
2. Não falar o que gosta;
3. Comparação com padrões irreais;
4. Ficar calada;
5. Não pensar no seu prazer.

DESVENDANDO MITOS:
TEM PROBLEMA FAZER SEXO ANAL COM FREQUÊNCIA?

Primeiro, vale dizer que frequência é uma palavra relativa, varia de pessoa para pessoa. Mas a maior dúvida é se a prática do sexo anal repetidas vezes pode causar algum problema como, por exemplo, relaxar o ânus ou aumentar a flatulência.

Então, vamos aos fatos: o sexo anal com frequência não traz problema. Mas, para praticá-lo com segurança e prazer, há alguns requisitos fundamentais. É necessário ter intimidade, muita lubrificação, preservativo e paciência! E existem algumas posições que são melhores do que outras. Uma das melhores posições para quem está começando a praticar o sexo anal é de lado, de preferência do lado esquerdo, com muita lubrificação. A posição de quatro apoios, que promove uma penetração mais profunda, é apenas para quem já tem prática. O importante é ficar relaxada até a penetração. O homem deve, primeiro, inserir a cabeça do pênis, a glande, e esperar alguns segundos. Depois pode entrar o restante do pênis, devagar e cuidadosamente.

DRA. FÁTIMA RESPONDE:

O chocolate é afrodisíaco?

Os alimentos afrodisíacos são aqueles que aumentam o prazer durante a relação. Nesse sentido, podemos considerar que alimentos como o chocolate sejam afrodisíacos. Isso porque o cacau é rico em magnésio e triptofano, substâncias que estimulam o organismo a produzir serotonina e endorfina, hormônios responsáveis por aumentar a sensação de bem-estar e reduzir o estresse. Possui também substâncias que aumentam a energia e a disposição. Então, se você ama chocolate, acrescente mais esse prazer às preliminares. E prefira sempre os chocolates amargos, com menos açúcar e mais cacau.

3 FORMAS DE FALAR (SEM MAGOAR) QUE VOCÊ AINDA NÃO GOZOU

É comum as mulheres fingirem orgasmos para satisfazer seus parceiros. Essa prática persiste, muitas vezes, impulsionada por crenças machistas e falta de informação que perpetuam a ideia de que cabe ao homem a responsabilidade pelo prazer da mulher. Em vez de se contentar com orgasmos incompletos, fingidos ou frustrantes, é importante comunicar ao parceiro que a experiência sexual ainda não foi completa para você.

Confira algumas dicas, sutis ou não tão sutis, que podem ajudar nesse sentido.

- **Peça para ser tocada**. Se o seu par chegou lá e você ainda não, é hora de **deixá-lo como coadjuvante**, enquanto você se **concentra em suas próprias sensações**. Peça a ele que **explore seu corpo** com carícias e toques em áreas sensíveis e que **te agradem**.

- **Se estiver chegando lá, não pare**. Se o seu parceiro já alcançou o clímax e você ainda está a caminho, não desanime! Provavelmente ele notará que você ainda não chegou lá, e é bem provável que **continue a te acompanhar**. Mas se decidir parar, volte à estratégia anterior e **coloque ele para ajudar**.

- **Dirty talk com recadinho**. Se o seu par já gozou, que tal recorrer a dirty talk? "Adoro te ver nesse estado! Mas posso esperar para me juntar a você nesse êxtase". Essa frase sutilmente **revela** que você ainda não chegou ao orgasmo e **estimula o parceiro a te ajudar a chegar lá**.

DESVENDANDO MITOS:
O POMPOARISMO

O pompoarismo é uma técnica que ajuda a fortalecer a musculatura do assoalho pélvico e aumentar o prazer. Mas, será que ela pode ser feita por qualquer mulher?

Para ser executada, essa técnica parte do princípio que você tem que se tocar, conhecer o seu próprio corpo. Ela pode ser feita com exercícios passivos de contração e relaxamento, sem nenhum objeto, ou com a introdução de bolinhas. Essas bolinhas são introduzidas na vulva para a realização de exercícios de sucção e expulsão.

A técnica estimula a região da vulva, resultando em aumento do colágeno, da circulação sanguínea e da lubrificação. Além de aumentar o prazer na relação sexual, ao fortalecer a musculatura da região, o pompoarismo também previne incontinência urinária. E mulher grávida, também pode fazer? Sim, depois do terceiro mês de gestação, desde que não haja nenhum sangramento, dilatação no colo do útero ou outra contraindicação médica, a gestante também pode se beneficiar do pompoarismo; o fortalecimento da musculatura pode facilitar o parto.

Então, aproveite: o pompoarismo é democrático, pode ser feito por todas as mulheres, com todas as orientações sexuais, com todas as identidades de gênero e é para o seu bem.

DRA. FÁTIMA RESPONDE:

Qual a maneira correta de limpar os brinquedos eróticos?

Existem inúmeros modelos de sex toys, os brinquedinhos eróticos. A primeira dica é colocar um preservativo, se for usar de forma compartilhada. Se estiver usando sozinha não precisa. Lubrificante também é recomendado. E, na hora da limpeza, é muito simples: basta usar um sabonete neutro. Lembre-se, porém, que a maioria tem pilha. Depois de usar, retire as pilhas, feche bem e faça a limpeza cuidadosamente. Esses brinquedos devem ser incorporados dentro da sua sexualidade, para você sozinha ou para a parceria. E você, parceiro, não tenha medo desses brinquedos, eles não competem com o seu pênis, com o dedo ou com a língua, só acrescentam e melhoram a relação.

4 COISAS QUE VOCÊ NÃO DEVE FAZER COM A CAMISINHA

1. Não deixar frouxa;
2. Não abrir com os dentes;
3. Não usar lubrificantes oleosos;
4. Não usar somente na penetração.

DESVENDANDO MITOS:
SEXUALIDADE DA MULHER COM DEFICIÊNCIA

Primeiro, um esclarecimento. É muito importante o uso correto da palavra: não é mulher portadora de deficiência ou mulher deficiente. É mulher *com deficiência*. Quando você usa a palavra correta você também enxerga essa pessoa de maneira diferente. As palavras certas trazem mais respeito e dignidade.

As mulheres com deficiência muitas vezes são invisibilizadas. O que é terrível, pois o corpo é aquilo que nós temos de mais público e também é aquilo que nós temos de mais íntimo. Pelo corpo somos vistos e aceitos, mas as mulheres com deficiência têm na sua autoestima, no seu auto-olhar uma crítica muito grande, da sociedade e delas próprias.

As mulheres com deficiência podem ter desejo, podem ter orgasmo, podem ser desejadas? Podem, sim! O que é importante é que as mulheres sejam vistas para além da sua deficiência, porque a mulher é muito maior do que a deficiência e tem o direito de ser vista e valorizada em todas as fases da sua vida, com todas as suas diversidades.